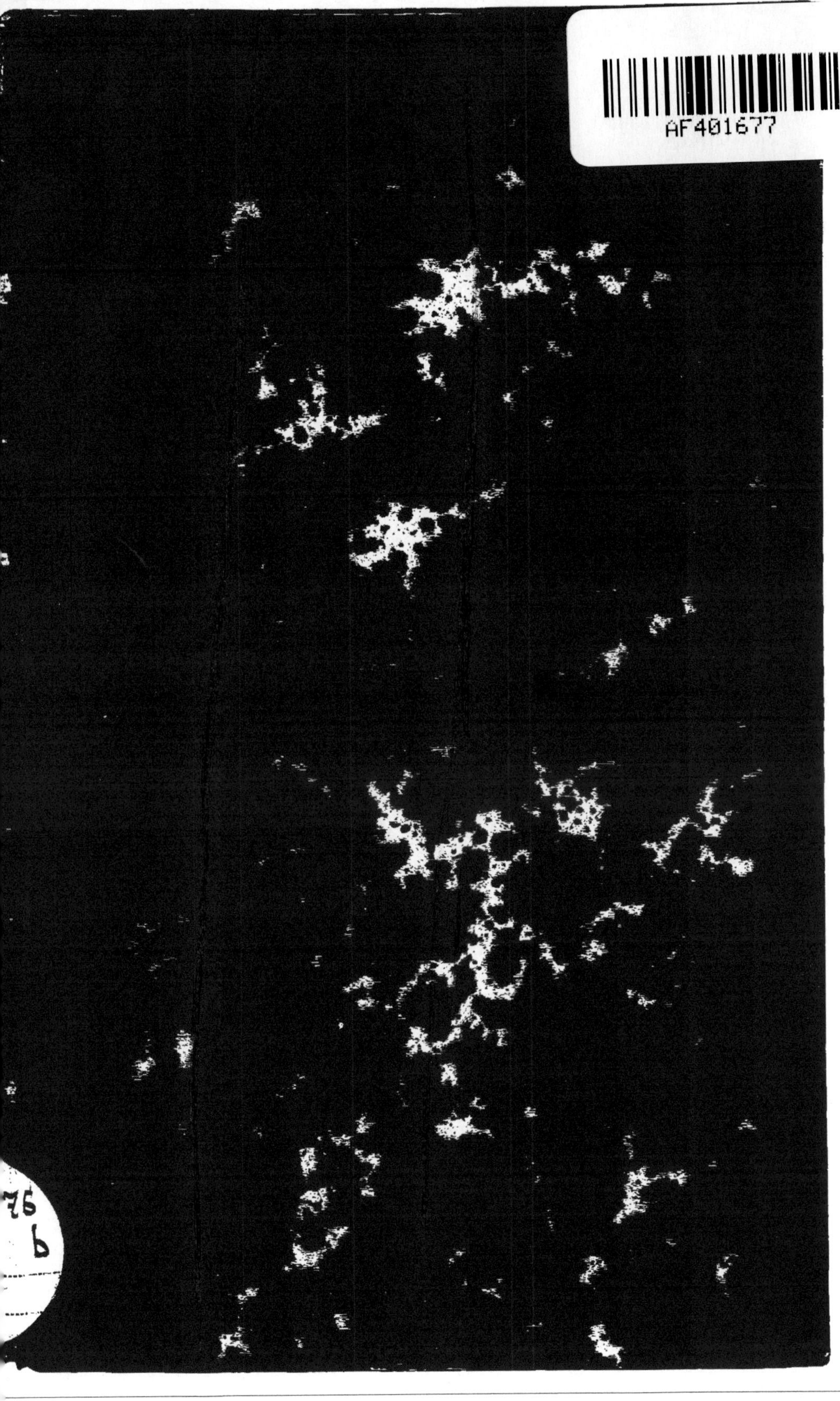

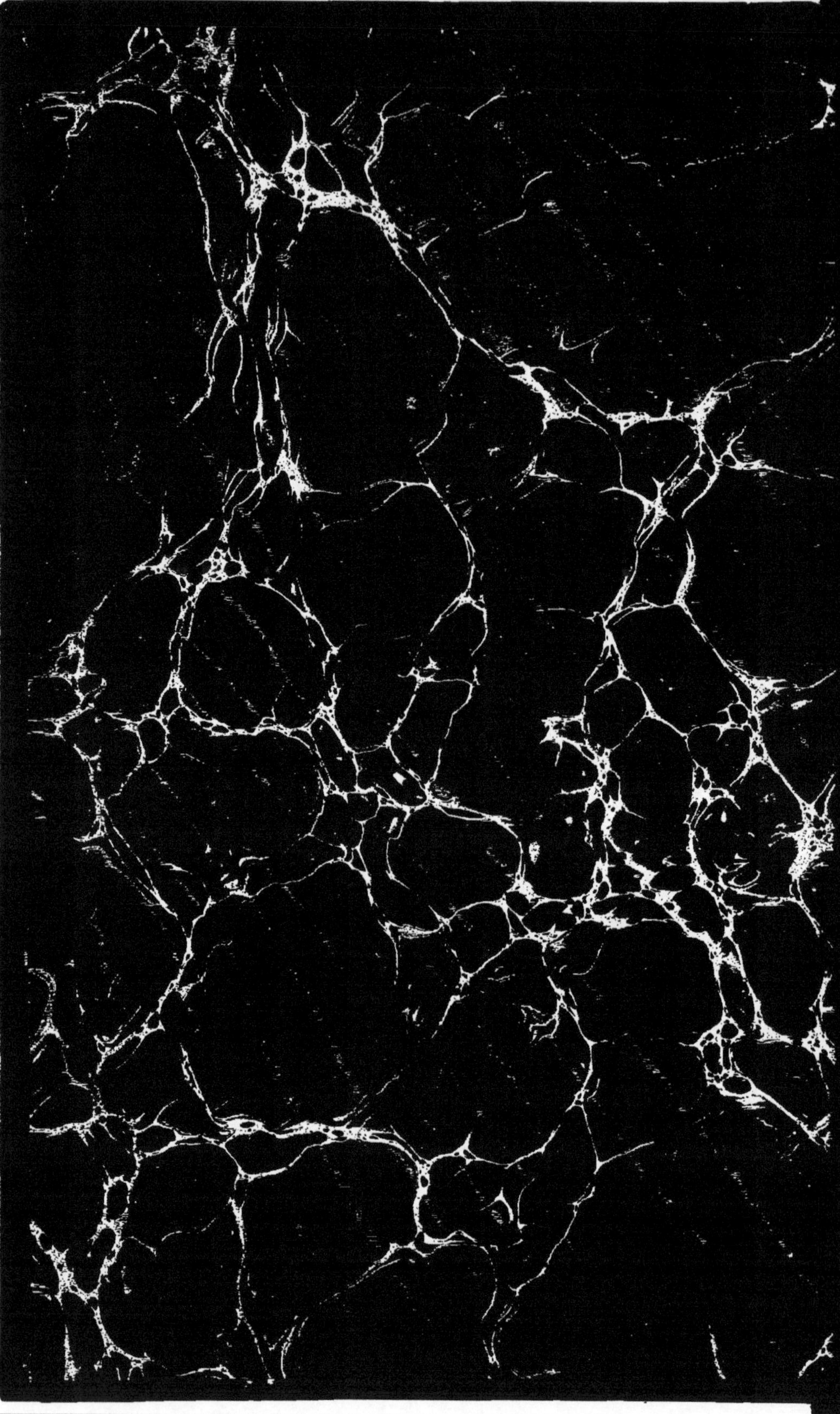

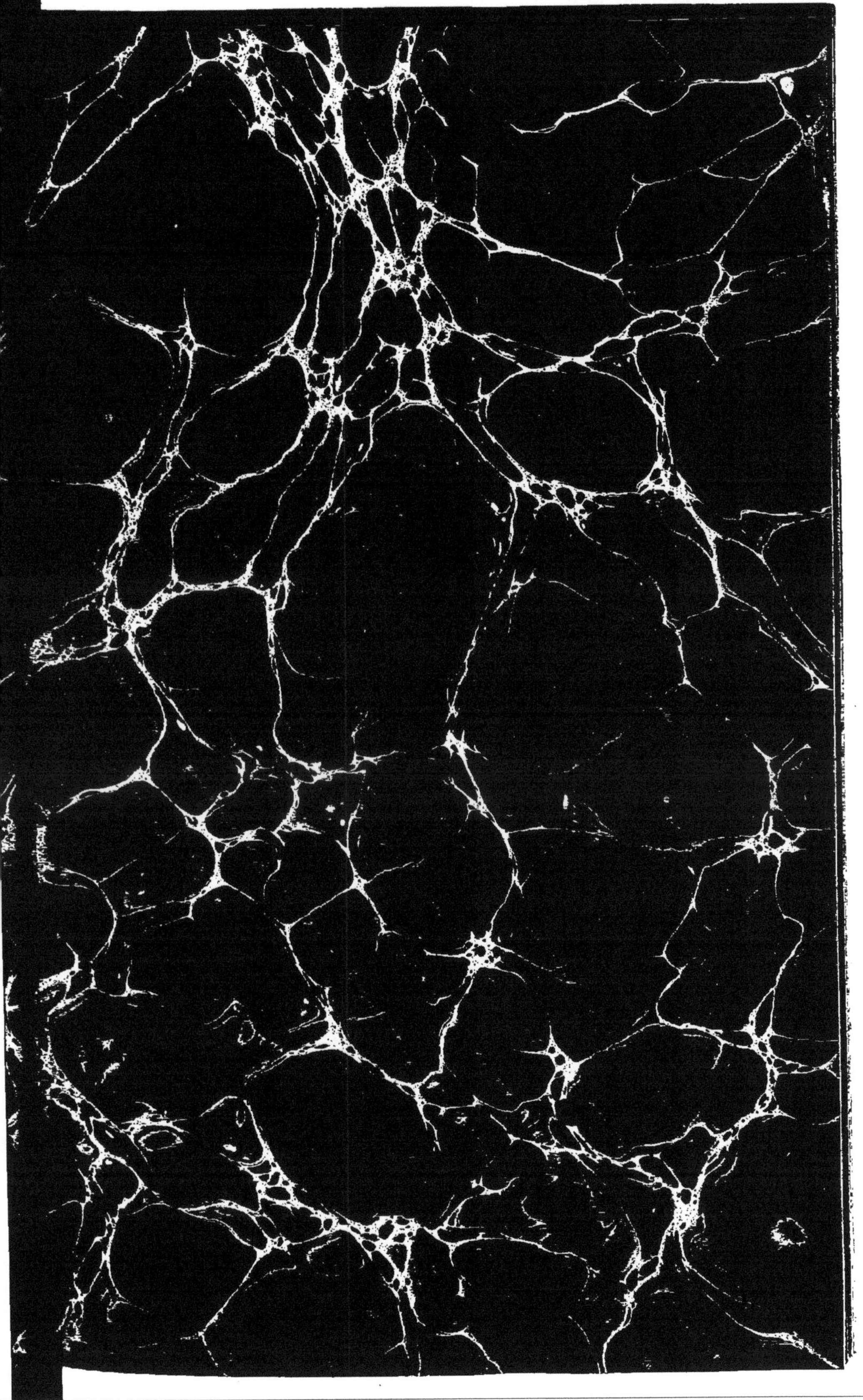

COUP D'OEIL

SUR

LA DÉGÉNÉRATION

QUI S'EST OPÉRÉE

DANS LE TEMPÉRAMENT

DES HOMMES.

Par G.-G. LAFONT-GOUZI, docteur en médecine, ancien chirurgien des armées, l'un des médecins de l'hôpital militaire et du lycée de Toulouse; membre de la société médicale d'émulation de Paris, des sociétés de médecine de Toulouse, Bruxelles, Parme, Montpellier, Bordeaux, Marseille et Besançon; de l'académie impériale des sciences, littérature et beaux arts de Turin, et de celle de Dijon, etc.

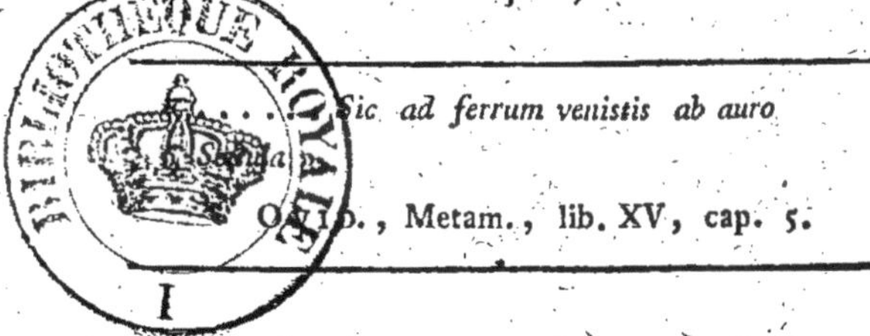

..... Sic ad ferrum venistis ab auro.

Ovid., Metam., lib. XV, cap. 5.

A PARIS,

CHEZ GABON, LIBRAIRE, PLACE DE L'ÉCOLE DE MÉDECINE.

1811.

A

Monsieur Alexandre-Auguste JAMME,

CHEVALIER ÈS LOIS,

AVOCAT AU PARLEMENT, MAÎTRE ET MAINTENEUR DE L'ACADÉMIE DES JEUX FLORAUX, PRÉSIDENT DE CELLE DES SCIENCES, INSCRIPTIONS ET BELLES-LETTRES; MEMBRE DES SOCIÉTÉS LITTÉRAIRES D'AUCH, ORLÉANS ET VALENCIENNES; PROFESSEUR DU CODE NAPOLÉON, ET RECTEUR DE L'ACADÉMIE IMPÉRIALE DE TOULOUSE.

MONSIEUR LE RECTEUR,

L'orateur romain, dont vous retracez les talens et les vertus, regardait les sciences et les beaux arts comme autant d'individus d'une même famille. L'académie, qui en offre la brillante réunion, a reçu en héritage une réputation glorieuse qui s'est soutenue pendant plusieurs siècles, et tout fait espérer que l'École de médecine, objet de votre constante sollicitude, rivalisera avec ses Sœurs dans la carrière où elles ont paru avec tant d'éclat et de succès. Quant à moi, Monsieur le Recteur, jaloux de justifier le suffrage honorable qui m'a appelé dans le sein de l'École de médecine, et de mériter le vôtre, je me suis livré à divers travaux dont cet Essai fait partie.

J'y établis qu'il s'est opéré une dégénération dans le tempérament des hommes, me proposant de lever les doutes répandus à ce sujet, et de faire sentir la nécessité d'une éducation mâle et d'un genre de-vie analogue pour arrêter le torrent des maladies qui fon-

dent sur l'espèce humaine. Cette dégénération est prouvée par les observations
des médecins ; et quant aux causes
générales qui sont étrangères aux changemens arrivés dans le cours et la
nature des saisons, je crois les découvrir dans l'opposition de nos mœurs
avec celle des anciens. Ici j'invoque
le témoignage de la vénérable anti-
quité ; j'entre dans un champ que vous
avez cultivé avec succès, et où vous
ne cessez de recueillir d'abondantes
moissons, dont s'enrichit la patrie de
Cujas et d'Isaure.

Agréez, MONSIEUR LE RECTEUR,
avec l'hommage de cet Essai, les sentimens de haute considération avec
lesquels j'ai l'honneur d'être

VOTRE SERVITEUR,

G.-G. Lafont-Gouzi

COUP D'OEIL

SUR LA DÉGÉNÉRATION

QUI S'EST OPÉRÉE

DANS LE TEMPÉRAMENT DES HOMMES.

CERTAINES maladies sont devenues plus communes, tandis que d'autres se montrent plus rarement qu'autrefois. C'est une vérité constatée par les observations de grands médecins, entr'autres Morgagni, Quarin, Lory, Grimaud, Heberden, Thomas Percival, Dumas, auxquels il faut joindre l'académie de Dijon. Les maladies catarrhales et nerveuses, celles du système collecteur ou lymphatique et cutané, en un mot les affections qui prennent leur source dans la délicatesse de la constitution, la faiblesse, l'excès d'irritabilité, la sensibilité de la superficie du corps, sont extrêmement répandues, et plus qu'elles ne l'ont jamais été. La révolution qui s'est opérée à cet égard annonce évidemment qu'il s'en est fait une autre dans la constitution et le tempérament des hommes. En effet, ces derniers sont par tout les mêmes dans les mêmes circonstances, et en subissent les variations. Ainsi, l'homme, dans une relation continuelle avec les objets qui l'environnent, vit au milieu d'une foule d'agens qui modifient en lui les formes et les attributs de son organisation, ses forces, ses facultés physiques et morales ; et c'est le nombre, l'espèce, l'intensité, la durée, l'opposition de ces agens, qui produit cette variété observée dans l'état physique et moral des hommes.

La médecine ne saurait être étrangère à ces importantes considérations, puisqu'elle s'occupe essentiellement des causes morbifiques ; et qu'en remontant jusqu'aux premières, elle prend ce caractère de grandeur et de sublimité que lui a imprimé le génie et la sagesse d'Hippocrate. C'est sur-tout dans cet examen que le père de la médecine fait briller son esprit observateur, profond et pénétrant. S'élevant à la hauteur de ce beau sujet, il montre quelle est la nature et le degré d'influence de l'air, des lieux, des eaux, des nourritures, des lois, du genre de vie, des coutumes, sur le système et ses dispositions morbifiques, et quelles sont les causes de la différence frappante qui existe entre divers peuples par rapport au physique et au moral. Ces choses, favorisant plus ou moins la constitution et le tempérament, procurent la santé, ou engendrent des dispositions morbifiques et des maladies. Elles déterminent aussi la nature, la forme et la violence de ces dernières; en sorte que la médecine, pour être appropriée aux besoins du corps malade, agit d'une manière plus ou moins différente dans un pays que dans un autre : *differre nempe pro naturâ locorum genera medecinæ; et aliud opus esse Romæ, aliud in Ægypto, aliud in Galliâ.* Cels. Huxam ajoute : *hoc quidem testantur medici diversarum gentium, diversis utentes methodis (de aere et morb. prol.).*

On ne me paraît pas s'être assez occupé de l'influence des mœurs et du régime de vie actuel, sujet extrêmement important, qui peut, en grande partie, expliquer la révolution qui s'est opérée dans l'espèce de maladies auxquelles nous sommes le plus fréquemment en proie. « Les » habitans d'une contrée sont-ils sobres ou » intempérans dans le boire et le manger, » paresseux ou laborieux, oisifs où faits » à la fatigue, etc., autant d'objets qui » méritent la plus grande attention » (Hip., *de aere, aq. et loc.*). Il faut rapprocher l'état actuel des choses avec celui qui avait lieu anciennement, pour découvrir la raison de la différence qui existe de nos jours dans la vigueur du tempérament et dans la nature des maladies dominantes. Un des premiers fruits de cette étude sera de nous montrer que bien des pratiques, autrefois accréditées, ne sauraient convenir aussi généralement aujourd'hui qu'elles ont pu convenir autrefois; et que, pour suivre l'esprit d'Hippocrate, il faut modifier les méthodes curatives recommandées par lui-même et par des médecins, d'ailleurs très-habiles, qui ont vécu dans des temps plus heureux. Dans cette vue, j'ai entrepris de montrer que nous différons beaucoup des peuples anciens, sous le rapport du physique ; que, dans nos contrées, les habitans des villes principalement sont à peu près dans le cas des asiatiques dont parle Hippocrate, et qu'il s'est opéré dans la constitution et le tempérament des hommes un dépérissement plus ou moins considérable, selon que l'éducation mâle et le régime de vie analogue, les exercices du corps, etc., ont été plus ou moins négligés.

Qu'un affaiblissement progressif se soit opéré dans le tempérament des hommes, c'est une opinion qui a été, comme l'observe Pluche, commune à toutes les nations, et qu'Homère professe dans différens endroits de l'Iliade. C'est une sorte de tradition qui s'est établie et perpétuée depuis la catastrophe du déluge consignée dans les pages sacrées, attestée même, quant au fait, par la mythologie, malgré ses altérations et ses chimères, et dont les travaux des géologues ne permettent pas de douter (Consult. les lettres sur la géologie, de Deluc).

L'étude approfondie de l'histoire produit la conviction que la vigueur du tempérament a suivi chez tous les peuples le sort des mœurs et de l'éducation ; qu'elle a plus ou moins dégénéré avec celle-ci, ce qui a été plus sensible à certaines époques ; et c'est, à mon avis, ce qui explique comment nous sommes d'une constitution inférieure à celle de nos pères.

Cependant cette vérité est encore problématique pour la plupart des médecins et des hommes de lettres, ou plutôt ils pensent que le monde a toujours offert le même spectacle de vices et de vertus, et que nous ne sommes pas plus corrompus que nos ancêtres. On s'appuie sur des témoignages historiques, et sur ce qu'on s'est toujours plaint de cette dégénération ; d'où l'on conclut que si de pareilles plaintes étaient fondées, l'homme serait aujourd'hui au dernier terme de la dégradation physique et morale. C'est, dit-on, la manie des vieillards de vanter le passé aux dépens du présent.

C'est parce que ce sujet n'a été examiné que d'une manière superficielle ,

qu'on s'est formé une opinion si erronée.
Voici d'où elle tire sa principale source.
A toutes les époques, on cite à peu
près les mêmes exemples de vice et de
corruption ; d'où l'on infère que les hommes ont toujours été tels qu'ils sont.
Singulière manière de raisonner ! C'est
comme si l'on concluait que les hommes
ont toujours été également instruits et
éclairés, de ce que certains esprits ont
brillé par leurs connaissances et leurs
lumières dans tous les siècles, même
dans ceux qu'on appelle barbares.

Sans doute les vices et la corruption
ont plus ou moins régné dans tous les
temps, ils sont inséparables de l'humanité.

Nam vitiis nemo sine nascitur ; optimus ille est
Qui minimis urgetur. . . . .

(HORAT., *sat.* 3, *lib.* 1).

Mais il est incontestable qu'ils ont
été moins nombreux, moins répandus,
moins graves, moins pernicieux pour
la santé et pour la vigueur du tempérament dans certains temps et
dans certains lieux que dans d'autres.
Voilà ce que je soutiens, fondé sur

les témoignages historiques les plus positifs. Aujourd'hui les peuples de
l'Europe nous offrent tous les genres de
dépravation, quoiqu'à différens degrés ;
mais ce que j'ai appris dans mes lectures,
et ce que j'ai vu dans mes voyages,
m'ont également convaincu qu'il y a
entre quelques-uns des différences tran-
chantes et bien dignes d'observation. Il
est certain, par exemple, que la lâcheté,
l'hypocrisie, la paresse, le vol, l'impudicité règnent dans tel et tel pays,
et la droiture, la fidélité, la franchise,
l'amour et l'habitude du travail dans
d'autres. On pourrait tracer à ce sujet
des tableaux si fidèles et si frappans,
que les applications ne seraient pas
moins aisées à faire qu'humiliantes pour
plus d'une nation ; on y toucherait, pour
ainsi dire, au doigt et à l'œil combien
peu de provinces sont demeurées constamment semblables à elles-mêmes. Le
luxe et la mollesse, et en général les
mœurs, sont tout autres dans les villes
que dans les campagnes. Ainsi, ce qui
se passe de nos jours, et autour de nous,
prouve donc que tous les hommes ne

sont pas également vicieux ; et si nos contemporains même présentent cette diversité indubitable de caractère et de fonds moral , quel motif plausible reste-t-il de nier son existence dans des siècles différens ? Oui , j'ose l'avancer sans hésiter, il a été des temps , même considérables , où l'homme vivait d'une manière plus digne de lui et plus conforme à sa destination ; et je ne craindrai pas d'ajouter qu'il faut avoir bien peu approfondi l'étude de l'histoire et de l'homme en lui-même , pour révoquer en doute une telle vérité ; comme si l'on pouvait ignorer qu'il est susceptible de vices ou de vertus , de bonnes ou de mauvaises mœurs ; et pour passer au physique , que sa constitution est faible ou robuste , paresseuse ou active , selon le climat qu'il habite , l'éducation qu'il reçoit , la manière de vivre qu'il suit , les exemples qu'il a sous les yeux , etc. Hélas ! de tous les êtres vivans l'homme est le plus dépendant des agens sans nombre qui l'environnent ! Tantôt c'est le corps , tantôt c'est l'ame qui en éprouve les influences variées à l'infini , communément l'un et l'autre ensemble , loi rigoureuse qu'il ne saurait entièrement éluder. Les moyens et les qualités auxquelles il doit sa supériorité sont aussi les sources de la servitude où il est réduit; et par la plus déplorable faculté , il tourne contre lui-même les plus beaux dons de la nature. Il est également victime du passé et de l'avenir : la multitude de ses facultés fait son supplice ; la mémoire ressuscite ses maux, la prévoyance les anticipe : le présent ne suffit pas à nos malheurs. *C'est sur-tout lorsque le luxe , la mollesse , et les passions qu'ils font naître et qu'ils alimentent , ont énervé son corps et son ame , qu'il fait le plus mauvais usage de ses facultés.*

La société , pour laquelle l'homme est né , est sans doute un bien inappréciable; mais comme nous abusons de tout , les délicatesses , les raffinemens de toute espèce qu'enfantent le luxe et la sensualité , sont tout à la fois une peste pour les mœurs et une source de faiblesse pour le corps : *sed hæc est omni in re animorum conditio , ut à necessariis orsa primò cuncta pervenirent ad nimium.*

(Plin. , hist. nat. , lib. 26 *)*. Les Romains , qui n'ignoraient pas combien ces choses sont capables d'énerver l'ame et de changer les mœurs , s'en servirent habilement pour dompter les nations et conserver leurs conquêtes. Le profond Tacite, parlant des Bretons, qu'on s'appliqua à familiariser avec les bains , les repas délicats et les autres vices agréables de Rome , fait cette remarque judicieuse : « aux yeux des ignorans ce peuple avan- » çait ainsi vers la civilisation , tandis qu'à » bien estimer les choses c'était un com- » mencement de servitude » . *Idque apud imperitos humanitas vocabatur, cùm pars servitutis esset (Agric. vit.).* Combien les jeux des Romains , selon la remarque de Pline *(epist.* 22 , *lib.* 4 *)*, ne contribuèrent-ils pas à corrompre l'univers ? Ce peuple , que les armes ne purent abattre , ne fut-il pas à son tour subjugué par le luxe et les richesses, malheureux fruits de ses plus belles victoires ?

> .... *Sævior armis,*
> *Luxuria incubuit victumque ; ulciscitur orbem.*
>
> (JUVENAL).

On observe, en général, pareillement que les lumières et les connaissances se répandent au préjudice de la vertu, des bonnes mœurs et du tempérament. *Antiqua, inquit, sapientia nihil aliud, quam facienda et vitanda, præcepit, et tunc longè meliores erant viri ; postquam docti prodierunt, boni desunt. Simplex enim illa et aperta virtus in obscuram et solertem scientiam versa est, docemurque disputare non vivere (* Senec., *epist.* 95 *)*. Il ne serait pas difficile de montrer qu'un état de choses si déplorable prend sa source dans l'orgueil qui nous domine, et dans l'abus que nous faisons des meilleures choses. Ce ne sont pas les hommes simples et sans science profonde qui ont imaginé et accrédité les systèmes désolans. Plus occupés de bien faire que d'employer leur esprit à corrompre le cœur, à ruiner les fondemens de la tranquillité sociale par des opinions funestes qui aveuglent au lieu d'instruire, qui pervertissent au lieu de corriger, ils s'appliquent seulement à remplir leurs devoirs selon leurs moyens et leurs forces. Mais sans approfondir ce triste sujet, on vóit assez que les mœurs se sont le plus dépravées dans les temps où les lumières ont été le plus généralement répandues dans la Grèce, à Rome, et en dernier lieu en Europe.

On peut prouver également, sans recourir aux ouvrages de Ramazzini, Tissot et Selle, que moins nos facultés intellectuelles s'escriment, pour ainsi dire, à subtiliser sur les sujets auxquels nous les appliquons, plus notre corps augmente en forces physiques et en activité. Dans nos mœurs, on n'acquiert guère des lumières et des connaissances qu'aux dépens du tempérament, tandis que l'éducation et la manière de vivre des anciens les mettait à l'abri de cet inconvénient, ou du moins en diminuait la gravité.

Mais cette décadence dans le tempérament est devenue si générale, qu'elle a trouvé des apologistes jusques dans la médecine et la philosophie. *Et ego nec tam aversa unquàm videbitur ab opere suo Providentia, ut debilitas inter optima inventa sit* (Quint., *inst. orat.*, *lib.* 5, *cap.* 12). C'est ainsi que dans certains pays où les goîtres sont communs, on s'est consolé de cette difformité, en la rangeant parmi les agrémens du corps.

On m'a opposé qu'aujourd'hui, comme du temps de David, le terme de la vie est à peu près 80 ans. Montaigne dit que dans le siècle de Solon, l'homme vivait 70 ans : « Solon, qui est de ces vieux temps là, en taille pourtant l'extrême durée à 70 ans » (Essais , liv. 3, chap. 13). Je ne sais où notre philosophe perigourdin a pris sa citation ; mais je sais bien qu'elle n'est pas entièrement conforme à l'histoire. D'après Lucien , qui donne une longue liste des rois, des philosophes, des historiens, des rhéteurs et des poétes qui ont le plus long-temps vécu, il est aisé de voir que le terme de la vie était plus reculé que ne le prétend Montaigne. Mais ce qui est encore mieux prouvé, c'est que la force, la vigueur et la santé accompagnaient plus souvent que de nos jours la vieillesse.

Au reste, fût-il prouvé que les octogénaires et les centenaires n'étaient pas plus communs anciennement que de nos jours, ce que je suis loin d'accorder, il ne s'ensuivrait pas que nous fussions à l'égal de nos ancêtres *du côté de la vigueur de la constitution et de l'aptitude à résister aux causes morbifiques*. Je ne prétends pas que la vie doive nécessairement être plus courte pour les sujets d'un tempérament délicat, dont la frugalité, les ménagemens et les précautions auxquelles ils peuvent recourir, sont capables de les conduire à un âge reculé; mais l'histoire et notre propre expérience montrent également qu'à la faveur d'une constitution robuste, des exercices du corps, de la modération dans les repas et les jouissances, etc., *l'homme vit plus long-temps, et en conservant ses forces et ses facultés physiques et morales.* Il est également certain que les bonnes constitutions et la longue vie sont communément héréditaires.

Sans doute, la vie mâle et austère autrefois en vigueur devait être funeste aux enfans trop débiles pour la supporter; mais elle était très-favorable au plus grand nombre, et même à beaucoup de ceux qui étaient nés avec un tempérament délicat. C'est ainsi que Cesar , à qui la nature avait donné un corps faible, trouva dans la vie mâle qu'il mena, et les exercices militaires auxquels il était livré , un excellent remède contre ces dispositions (Plut. d'Amyot. , *vie de Cesar*). Il devint si vigoureux et robuste, que jamais capitaine , ni soldat , ne se montra plus endurci au travail , aux fatigues , à la rigueur des saisons et des climats les plus opposés. Combien de personnes qui doivent à la vie militaire la complexion robuste et la santé brillante dont elles jouissent ! La révolution nous en a fourni de très – nombreux exemples , comme aussi de personnes qu'elle a arraché avec violence d'entre les bras du luxe , de la mollesse et de la sensualité , pour les jeter dans des terres étrangères , où une vie moins flattée et plus exercée leur a procuré la vigueur et la santé. Quelques années ont suffi en Angleterre pour observer les avantages inappréciables de cette manière de vivre , depuis que le ministère a fait prendre les armes à la jeunesse (*Vid.* code de santé , de J. Sinclair).

Ces

Ces considérations , jointes au témoignage de Pline, qu'on ne soupçonnera ni de crédulité , si l'on lit le livre 7 *(hominis natura)*, ni d'erreur, si l'on fait attention que les censeurs tenaient un registre exact de l'âge des citoyens (*censores populi œvitates, soboles, familias pecuniasque censento* (Cic. *de leg.*, *lib.* 3,), ne me permettent pas de douter qu'anciennement on ne parvint plus souvent que de nos jours à un âge avancé. Le botaniste Antonius Castor , dont Pline parle avec tant d'éloge , était plus que centenaire , et n'avait jamais éprouvé de maladie ; Arganthonius vécut 120 ans, Gorgias 108 , Massinissa plus que ce dernier ; Fabius Maximus , Valerius Corvinus , le pontife Metellus , furent centenaires ; Fullonius vécut 150 ans. Dans le recensement fait sous la censure de Vespasien , la portion de l'Italie située entre l'Apennin et le Pô renfermait six citoyens de 110 ans , sept de 120, un de 125, deux de 130, un de 131, un de 135, un de 137, trois de 150 ; enfin, dit Pline, pour ne pas nous arrêter plus long-temps à ce qui

2

n'est contesté par personne, la huitième région de l'Italie (la Gaule cispadane) donna cinquante-quatre citoyens de 100 ans, quatorze de 110, deux de 125, quatre de 130, quatre de 135 ou 137, trois de 140 (Pline, *op. cit.;* voyez aussi Cic., *de senect.*). Ainsi, une partie de l'Italie fournit à cette époque, déjà malheureuse, plus d'exemples de longévité extraordinaire que toute l'Europe dans le cours du dix-huitième siècle. De nos jours, sur une population de tout âge, il n'y a guère, selon le calcul de Duvillard, que 11 octogénaires sur 2000 individus. Si l'on s'en rapporte aux tables de mortalité de Buffon, le nombre des octogénaires est encore moins grand.

Il n'est pas inutile d'observer que les anciens peuples étaient à l'abri de la misère. Isocrate et Salluste le disent positivement, le premier dans l'aréopagitique, et le second dans sa première lettre à Cesar ; et l'histoire confirme leur témoignage. Aujourd'hui, il en est bien autrement, même en Angleterre, pays dont on vante la richesse ; mais par tout la misère abrège la vie d'un très-grand nombre de paysans.

Au reste , si les observations des modernes , relativement à la longue vie ,
sont presque uniquement favorables aux
climats froids , ce n'est pas au climat
lui-même qu'il faut attribuer ce phénomène , mais à la tempérance et à la sagesse des habitans des contrées septen-
trionales. En effet , dans les pays chauds,
mais sains , la longue vie est également
le prix de la tempérance. Voilà pourquoi
l'homme vit long-temps en Égypte et
aux environs du mont Liban. C'est ce
qui est attesté par le célèbre Desgenettes
(hist. méd. de l'armée d'Égypte), et
par les missionnaires (lett. édif. et cur.,
tom. 2 , *missions du levant*).

La génération qui gémit sous les Néron
et les Domitien conservait encore une
partie de cette vigueur de constitution et
de tempérament qui était l'apanage
ordinaire de ses ancêtres , et qui ne pouvait s'affaiblir que par degrés. Anciennement la vieillesse devait être aussi
moins communément accompagnée d'infirmités , et moins débile , parce qu'elle
était le terme d'une vie que l'intempé-
rance et les plaisirs n'avaient point minée

libidinosa et intemperans adolescentia effœtum corpus tradit senectuti. Cic., *de senect.*), et que des exercices continuels affermissaient.

Un autre objection qui m'a été faite, c'est que les anciens n'étaient pas plus grands que nous ; d'où l'on infère que l'homme n'a point dégénéré : comme s'il suivait de l'opinion que j'établis, qu'en dégénérant de nos pères nous devons devenir semblables aux mirmidons ! Les Romains étaient moins grands que les Germains et que les Gaulois du côté du nord et de l'est de la Gaule *(vid. Veget., lib.* 1, *cap.* 1 ; Ces., *comment., lib.* 2) (1). La même différence existe encore entre les Italiens et les peuples de ces contrées, parce qu'elle est produite par l'influence du

---

(1) Alexandre employa un singulier moyen pour tromper la postérité sur la taille de ses guerriers. Avant de quitter l'Inde il fit construire un camp dont l'enceinte avait une étendue extraordinaire, et dans lequel il laissa des lits plus grands qu'il ne faut pour la taille de la plupart des hommes. (Quint. Curt., *lib.* 9, *cap.* 3).

climat. Les hommes de six pieds romains, mesure qui revient à cinq pieds six pouces, étaient rares dans les armées levées en Italie; ils formaient la cavalerie des ailes et l'infanterie des premières cohortes légionnaires; il fallait avoir au moins cinq pieds dix pouces romains pour appartenir à ces corps. D'autres, par une remarque non moins gratuite, soutiennent avec un air de triomphe, qu'il existe en France, en Angleterre et en Turquie, des hommes dont la force ne le céderait point à celle des anciens athlètes. On cite les bouchers et les portefaix, comme si ces exemples prouvaient pour leur objection, et n'étaient pas plutôt la confirmation de ce que j'avance, au sujet de l'influence du travail et de l'exercice sur la vigueur et la force du corps humain. Puisque les anciens étaient redevables de leurs qualités physiques à ces moyens, faut-il être surpris que les individus qui les adoptent en obtiennent les mêmes résultats? Si je réponds à ces difficultés, et si j'entre dans ces détails, c'est que j'ai éprouvé, comme Pline le jeune, que tel est frappé d'une raison, et tel autre d'une autre.

L'agrandissement des villes, et l'élévation qu'il a fallu donner aux maisons,
sont certainement des causes qui ont
concouru à la corruption des mœurs, à
l'affaiblissement du tempérament, et à
la fréquence de certaines maladies (1).
L'élévation considérable des maisons,
par exemple, favorise le développement
de la phthisie. La grande recherche et la
délicatesse excessive que le luxe et la
mollesse ont introduites dans la demeure
de l'homme concourent même à énerver
le tempérament : *effeminat animos
amœnitas nimia ; nec dubiè aliquid ad
corrumpendum vigorem potest regio
(epist.* 51 *)*. Ainsi, nous trouvons
jusques dans nos maisons le germe ou
l'aliment des maux de nerfs et des ca-

---

(1) « Les hommes, dit Rousseau (Émile), ne
sont pas faits pour être entassés en fourmilière....
Les infirmités du corps, ainsi que les vices de l'ame,
sont l'infaillible effet d'un concours trop nombreux.
L'homme est celui des animaux qui peut le moins
vivre par troupeaux. L'haleine de l'homme est mor-
telle à ses semblables ; cela n'est pas moins vrai
au propre qu'au figuré ».

tarres , car les choses qui flattent la sensualité et la mollesse disposent à ces maladies.

Dans tous les temps la campagne a été regardée comme plus favorable à une vie laborieuse , à la vertu et à la santé : *vita rustica parcimoniæ , diligentiæ , justitiæ magistra est* (Cic. , *orat. pro Rosc.*). Voyez aussi Colum. , *de re rustica , lib.* 1.

> C'est dans les champs qu'on trouve une mâle
>   jeunesse ;
> C'est là qu'on sert les dieux , qu'on chérit la vieil-
>   lesse.
> La justice fuyant nos coupables climats ;
> Sous le chaume innocent porta ses derniers pas.
>
>   G é o r g. , *trad. par* Delille , *liv.* 2.

Parmi les sentences de Caton que Pline nous a conservées , on doit distinguer celle-ci : « la classe des agricul- » teurs produit les hommes les plus bra- » ves , les soldats les plus actifs et qui » pensent le moins au mal. Les guer- » riers robustes , dit Sénèque , viennent » des pays montueux ; la ville ne fournit » que des soldats efféminés » . La première partie de cette sentence, établie par Hippocrate, est généralement vraie.

« Je ne crois pas, dit Végèce, qu'on » ait jamais pu douter que les gens de » la campagne ne soient les plus pro-» pres à porter les armes. Ils sont déjà » faits aux injures de l'air, et nourris » dans la peine ; ils savent supporter les » ardeurs du soleil, ne connaissent point » les délices de la ville. Dans la simpli-» cité des mœurs qu'ils ont conservées, » tout est presque superflu pour eux. » Endurcis aux travaux les plus pénibles, » ils sont dans l'habitude de manier le » fer, de creuser les fossés et de porter » des fardeaux ».

Puisqu'il est généralement reconnu que les habitans de la campagne sont moins corrompus et plus robustes que ceux des villes, et puisque le luxe, la mollesse et la sensualité qui règnent dans ces dernières y ont attiré un grand nombre d'hommes livrés ou destinés aux travaux champêtres, il n'est pas douteux que ce ne soit là une des causes de la décadence dont je parle. Lors même que les grands jouissaient d'une puissance

presque despotique , ils avaient une demeure , un train , une dépense , une
manière de vivre dont les riches de
notre temps rougiraient , et qui n'appau-
vrissaient ni leur tempérament , ni celui
des personnes attachées à leur maison ;
car ils ne connaissaient point tous ces
raffinemens de jouissances et de mollesse
dont nous faisons nos délices. Jusques
vers la fin du seizième siècle la vie de
la noblesse fut , sous ce rapport , favorable à la vigueur du tempérament ; et
de là il est aisé de conclure que les
classes inférieures de la société ne se
piquaient point de recherche , comme
cela se pratique de nos jours.

S'il est une vérité généralement recon-
nue , et que ni les opinions , ni les
temps , ni les passions n'ayent point
attaquée , c'est , sans doute , celle que
les exercices du corps contribuent tout
à la fois au développement et à la con-
servation de la vigueur physique :
*hanc rem confirmant certissima expe-
rimenta ; dùm bini iisdem parentibus
orti fratres vario utuntur vitæ genere,
dùm unus , sapientiæ studia excolens ,*

sedentariam degit vitam, alter venatu, equitatione, bellicis laboribus corpus firmat, quanta in corpore robore est differentia! Prior debilis puellæ instar labili valetudine fruitur, alter, firmato per labores, corpore herculeo feré robore gaudet (Vanswiet., comment. ; Boerrh., morb., fibr. deb. et lax., § 25). Tous les anciens ont été convaincus de cette vérité, que Solon développe parfaitement à Anacharsis (*vid.* Lucian.). On peut donc poser en fait, que par tout où la pratique des exercices du corps s'affaiblira, la constitution et le tempérament des hommes perdront plus ou moins, en raison de cet abandon, et selon que les agens déprimans, d'un autre genre, joindront leur pernicieuse influence à celle-là.

Qu'on ne m'oppose pas le sentiment des Romains rapporté par Plutarque, savoir que les jeux gymnastiques avaient été la principale cause de la servitude où étaient tombés les Grecs. C'était bien plutôt, comme l'observe Montesquieu (Esp. des lois, liv. 8, chap. 11), la servitude des Grecs qui avait corrompu ces exercices. Du temps de Platon, ces institutions étaient encore admirables ; elles se rapportaient, non pas seulement, comme le prétend Montesquieu, à l'art militaire, mais encore à l'hygiène ; car on ne tarda pas à voir que ces exercices ont une grande influence sur la beauté des formes du corps, sur la vigueur et la santé. Telle était l'importance que les anciens attachaient aux institutions gymnastiques, que Platon et Aristote regardent un état qui en est privé comme défectueux et dépourvu de ses solides fondemens. Platon et Aristote veulent même que les femmes enceintes fassent de fréquentes promenades (7.ᵉ liv. des lois ; politiq., liv. 7, chap. 16). Le premier explique d'une manière également ingénieuse et sensée comment cet exercice peut procurer au fœtus la santé, la beauté et la vigueur (1).

____

(1) On ne peut douter que ces exercices ne fassent développer de belles formes, ainsi que l'adresse et la vigueur. Les habitans de la mer du Sud, et particulièrement ceux des îles de Sandwich, s'exer-

Mais lorsque les Grecs eurent dégénéré de leurs mœurs simples et austères,
les lieux où l'on fortifiait son corps, en
même temps qu'on faisait l'apprentissage
des combats, devinrent le théâtre de
la corruption et de la débauche, comme
on le vit aussi arriver dans l'empire
romain : *quidquid immunditiarum est
hoc exercetur in theatris, quidquid
luxuriarum in palæstris* (Salv. , *de gub.
Dei*, p. 129; voyez aussi modes et usages
du siècle de Théod. le Grand , par Mont-
faucon, inscrip. et belles-lettr. , tom. 13).

Connaissant les rapports intimes des
mœurs avec l'état du corps, je pose en
principe, que celui-ci dégénère lorsque
celles-là sont corrompues. Ce qui élève

---

cent fréquemment à la lutte et au pugilat, et ils
ont dans ces sortes de combats une grande supériorité sur les matelots anglais. Ils acquièrent une
force et une adresse surprenantes (Bib. brit. , n.º
352).

On trouve une preuve décisive et curieuse des
grands avantages que la gymnastique procure, dans
la narration animée que fait Quinte-Curce du com-
bat soutenu victorieusement par l'athlète Dioxippe
contre le macédonien Horratas (*lib.* 9, *cap.* 7).

l'ame fortifie le corps en même temps : *quidquid animum erexit, etiam corpori prodest* (Senec. , epist. 78); et l'on peut également avancer , sans crainte de paradoxe , que les passions basses , qui, comme l'avarice , paraissent à des yeux vulgaires incapables d'énerver le physique , sont indubitablement plus ou moins déprimantes : *avaritia, quasi venenis malis imbuta , corpus animumque virilem effeminat* (Sallust., Catil.). Mon cœur trouve , je ne sais quelle satisfaction , dans l'accord avec lequel les choses qui flétrissent l'ame sont ruineuses pour son enveloppe.

Si , d'après ces vues , je compare la conduite des Romains du temps de Pyrrhus avec celle qu'ils tinrent envers Annibal , un examen approfondi m'y fait découvrir une preuve de la décadence qui se manifestait déjà assez sensiblement , comme il conste par le témoignage des historiens. Me reportant par la pensée à ces époques , je crois entendre l'expression de la noble indignation d'Annibal , lâchement assassiné : *mores quidem populi romani quantùm muta-*

verint, vel hic dies argumento erit.
Horum patres Pyrrho regi, hosti armato,
exercitum in Italiá habenti, ut à ve-
neno caveret prædixerunt; hi legatum
consularem qui auctor esset Prusiæ
per scelus occidendi hospitis miserunt
(Tit.-Liv., *hist.*, *lib.* 3g, *cap.* 5i).
Je sais que les scélérats peuvent avoir
une constitution forte ; mais les hommes
qui ont une ame noble, grande et géné-
reuse, auront-ils des enfans qui leur
ressemblent, quant au physique, si
l'éducation, les institutions sociales, le
relâchement des liens sociaux, etc.,
leur impriment des qualités opposées ?
C'est ce que je ne saurais penser, parce
que *l'état de choses qui donne et qui*
entretient ces grandes qualités est le
compagnon ou le fruit d'institutions,
d'un genre de vie, d'une habitude d'idées,
amies de la vigueur du tempérament.
C'est ce qui est confirmé par l'histoire,
et aujourd'hui encore par les malheurs
qui ont fondu sur la société.

Les époques où la vertu, devenue rare,
était présentée sous de mauvaises cou-
leurs, désignée par des noms qui la

rendaient odieuse ou ridicule, ont fait gémir la Grèce et Rome. Il en a été de même de l'Europe à la fin du dix-huitième siècle, de ce siècle trop fameux qui a éclairé tant d'horreurs. Elles annoncent une dépravation profonde dans les mœurs, dont l'ame et le corps ont dû nécessairement ressentir les effets.

Après que les Corcyréens eurent les premiers donné l'exemple d'excès et de débordemens si humilians pour l'homme, il se fit dans la Grèce une révolution désastreuse; les principes et les idées changèrent au point, que les mots les plus connus, et qui expriment les vertus et les vices, perdirent leur véritable accep-tion, et en acquirent une conforme au nouveau code de justice et de morale. Ainsi, on donna le nom de duperie à la bonne foi, d'adresse à la duplicité, de pusillanimité à la modestie, de courage à la folle précipitation (Thucyd. , liv. 3, chap. 82 et 83).

Écoutons Horace se plaindre des mêmes maux :

At nos virtutes ipsas invertimus ; atque

Sincerum cupimus vas incrustare. Probus quis
Nobiscum vivit ; multùm demissus homo ; illi
Tardo cognomen pingui damus ; hic fugit omnes
Insidias , nullique malo latus obdit apertum ;
Cùm genus hoc inter vitæ versetur ubi acris
Invidia , atque vigent ubi crimina ; pro benè sano
Ac non incauto , fictum astutumque vocamus.

(Sat. 3 , lib. 1).

(Voyez aussi la seconde lettre de Salluste à Cesar).

Ce tableau est l'image fidèle de nos mœurs.

Pour sentir combien les anciens étaient supérieurs à nous , sous le rapport de la constitution et du tempérament , il ne faut que consulter l'histoire , approfondir la nature et l'objet de leurs institutions et de leur manière de vivre. Leur gouvernement paternel s'occupait essentiellement à former des citoyens robustes , et à éloigner les mœurs qui amollissent l'ame et le corps. Ils estimaient , dit Plutarque , qu'il est plus important de fermer les portes d'une ville à ces dernières , qu'aux pestiférés. Les Romains , par exemple , croyaient qu'on ne devait pas permettre aux citoyens de vivre au gré de leurs désirs et

de

de leurs passions , et convaincus qu'il importait de surveiller les mœurs dans les détails de la vie domestique , ils avaient des magistrats chargés expressément de cette fonction (Plut. , vie de Caton). On sait combien ils s'en acquittèrent avec sévérité , jusqu'à ce qu'il ne fut plus possible d'opposer une digue au torrent des richesses , du luxe et de la corruption.

« Nous croyons , disait Solon à » Anacharsis , qu'une ville ne consiste » pas dans l'enclos de ses murailles , mais » dans le corps de ses habitans ; c'est » pourquoi nous avons plus de soin de » l'éducation que des bâtimens et des » fortifications » (Dialog. de Luc. , *entretien d'Anacharsis avec Solon*) (1). Voilà le secret et la politique des anciens législateurs ; voilà l'objet de la sollicitude et le but des gouvernemens avant la décadence des peuples , causée par l'intro-

______

(1) Tout ce dialogue entre Solon et Anacharsis doit être médité ; on y voit que le bonheur de l'État, comme celui des particuliers , tient de près à l'éducation et à la manière de vivre.

duction des maximes opposées à celles-là.

Il n'y a point de vérité historique mieux prouvée, que celle qui regarde l'éducation mâle et la vie austère adoptées par les anciens. Historiens, philosophes, poétes, orateurs, tous en attestent l'authenticité. Les législateurs, les hommes d'état, comme ces derniers, étaient également convaincus de l'utilité de ces deux choses, tant pour la république en général, que pour chaque citoyen en particulier ; et quoiqu'ils n'ayent pas tous employé exactement les mêmes moyens pour parvenir à ce but, tous ont cependant voulu l'atteindre. Et tel était le cas qu'on faisait des qualités du corps, qu'elles furent encore plus honorées que celles de l'esprit, comme le prouve assez l'établissement des jeux gymnastiques. Quant aux Romains, ils furent long-temps plus jaloux de se distinguer dans l'agriculture, le métier des armes, et par leurs bonnes mœurs, que de briller par les talens de l'esprit. *At populo romano, nunquàm ea copia fuit, quia prudentissimus quisque ne-*

gotiosus maxumé erat ; ingenium nemo sine corpore exercebat ; optumus quisque facere quam dicere, sua ab aliis benefacta laudari, quam ipse aliorum narrare, malebat (Sallust., *bel. Catil.*).

Si l'on se rappelle que les peuples étaient exposés à de fréquentes guerres, dont l'issue décidait de la vie, de la fortune et de la liberté de chaque citoyen, on sentira aisément pourquoi les anciens mettaient tant d'importance aux qualités physiques ; ce que Salluste expose ainsi : « *diù magnum inter mortales certamen* » *fuit, vine corporis, an virtute animi,* » *res militaris magis procederet* » (*bel. Catil.*). Si les Romains du temps de Cesar avaient pu ignorer combien les talens influent sur le sort des batailles, l'histoire leur en aurait fourni des exemples décisifs ; mais peut-être n'y en avait-il aucun de plus frappant que celui des Thébains du temps d'Épaminondas.

Cependant il n'en est pas moins certain que la manière dont on faisait la guerre, et l'espèce d'armes dont on se servait, rendaient les qualités physiques extrêmement nécessaires, et qu'aujourd'hui même le défaut d'une constitution robuste et capable de supporter les fatigues de la guerre, comme de résister à l'inclémence des saisons, a été incomparablement plus funeste à nos braves défenseurs que le fer de l'ennemi. Socrate remarquait que les anciens gouvernemens faisaient peu de cas des arts mécaniques, estimant que ceux qui les exercent sont peu capables de défendre la patrie, à raison de leur mauvaise santé (Gail., vers. latin.; Thucyd., tom. 9, p. 125). C'est d'après ces vues, que Dion, dans un discours sur la vie champêtre, bannit les arts qui diminuent les forces. A Rome pareillement, les hommes livrés à des travaux sédentaires étaient estimés les moins propres au métier des armes. *Quin opificum quoque vulgus et sellularii minimè militiæ idoneum genus, exciti dicuntur (* Tit.-Liv., *lib. 8, cap.* 20 *).* Notre bon Henri pensait que l'art militaire demande une constitution vigoureuse, entretenue par un travail propre à nourrir toutes les forces du corps (mém. de Sully, liv. 16). Faut-il, d'après cela, être étonné que les fatigues de la guerre soient si funestes aux hommes de nos jours ?

Long-temps après qu'Homère eut fait un tableau gigantesque de la force des guerriers dont il célèbre les exploits, Isocrate, dans l'oraison funèbre d'Evagoras, roi de Chypre, qu'il représente comme un habile politique, un vaillant capitaine, un excellent général, ajoute : « il l'emporta tellement sur tous les » autres par sa bonne mine, par la » force de son corps, qu'il paraissait » digne, non du royaume de Salamine » seulement, mais de l'empire de toute » l'Asie » (vie des anc. orat. grecs, tom. 1, p. 337). Ce passage, qui nous montre le grand cas que les anciens faisaient de la beauté et des forces du corps, confirme celui de Lucrèce :

. . . . Agros divisere atque dedere
Pro facie cujusque et viribus ingenioque ;
Nam facies multùm valuit, viresque vigebant.

(Lib. 5).

Du temps d'Alexandre, encore, les prétendus peuples barbares, subjugués par ce conquérant, n'avaient de vénération que pour la majesté corporelle, et ils ne croyaient propres aux grandes entreprises que les hommes doués d'un extérieur distingué (Quint. Curt., *lib.* 6, *cap. 5*).

Les peuples sauvages, qui l'emportent sur nous par la force, la vigueur et la faculté de résister aux agens morbifiques, ont, sous le rapport des mœurs et des coutumes propres à endurcir le corps, la plus grande conformité avec les anciens peuples, comme on peut le voir dans le savant ouvrage du père Lafitau. C'est que les uns et les autres devaient naturellement estimer des qualités qui leur étaient si nécessaires. Or, une vie analogue à la leur est si capable de former et conserver une constitution robuste et peu disposée aux maladies, que par tout les hommes éloignés du luxe, de la mollesse et de la sensualité, tels que les campagnards, sont ceux qui bravent le plus impunément les causes morbifiques, et qui ont le moins besoin des secours de la médecine.

Après cela, faut-il s'étonner que l'art de guérir ait eu moins d'exercice dans un temps où les corps étaient encore robustes et pleins de vigueur? *Nec est mirum tunc medicinam minùs negotii habuisse firmis adhùc solidisque corporibus* (Senec. , *epist.* 95). Les choses étaient bien changées du temps d'Horace et de Sénèque, du moins chez les grands et les citoyens riches. Leur affaiblissement rendait les maladies plus communes ; les remèdes familiers de Caton ne suffisaient plus. Ainsi , la médecine devait être honorée et estimée. Peut-être n'est-il pas inutile de remarquer , pour fortifier l'opinion que j'expose , que c'est là précisément l'époque de la grande division des maladies en aiguës et en chroniques , et du prodigieux crédit des électuaires toniques , dont les empereurs ne dédaignaient pas de s'occuper. Le charlatanisme put bien profiter des désastres et de la réputation de Mithridate, pour faire naître et augmenter la confiance dans les remèdes qui lui étaient si gratuitement attribués ; mais c'est à l'irruption des maladies de faiblesse , surtout celles des premières voies , que les anciens électuaires durent leur vogue

et même leur efficacité. Le besoin con-
duisit à leur découverte, et la prise du
palais de Mithridate ne fut, sans doute,
qu'une occasion heureuse dont on tira
habilement parti.

Enfin, pour faire encore plus sentir
qu'anciennement c'était des citoyens robustes qu'on désirait procurer à l'État,
rappellons les lois de Sparte et de Rome,
qui permettaient de mettre à mort les
enfans faibles et estropiés, et que Platon
excluait sévèrement de sa république tous
les individus valétudinaires et sans vigueur. L'État ne voulait point d'hommes
inutiles et qui pussent lui devenir à
charge.

Si je ne me trompe, les faits établis
dans cet Essai ne permettent point de
douter que l'éducation et la manière de
vivre des anciens ne soient les principales causes de la beauté et de la grâce
des formes qu'on retrouve dans les statues
de la Grèce, et qui l'emportent sur tout
ce que l'industrie des modernes a produit
de plus parfait dans ce genre. Dans ces
temps reculés les beaux modèles étaient
communs, tandis qu'aujourd'hui, pour

arriver à un certain degré de perfection, l'artiste est réduit à imiter ce qu'il y a de beau dans différens individus, pour en former un seul. Il est certain que les Grecs étaient doués de ces tailles carrées, qui sont le principal caractère des constitutions fortes et vigoureuses, et que jusqu'à Lysippe l'homme fut ainsi représenté par les artistes. *Nová intactáque ratione quadratas veterum staturas permutando ; vulgòque dicebat (Lysippe) ab illis factos , quales essent homines (*Plin. , *hist. nat. , lib. 34).

On peut pressentir par tout ce qui précède à quels moyens j'aurai recours pour prouver que le tempérament des hommes s'est affaibli , et qu'ils sont moins capables qu'on ne l'était anciennement de résister aux causes morbifiques. Si , comme je l'espère , je détruis les doutes qu'on peut avoir à cet égard , on pourra facilement comprendre pourquoi nous sommes la proie des maladies qui étaient rares chez les anciens, et déduire de cette connaissance des conséquences également importantes pour l'hygiène et pour la médecine pratique.

La marche que je suis est basée sur ces principes irréfragables, l'homme est doué d'une constitution et d'un tempérament fort ou faible, selon l'état de ceux qui lui ont donné le jour, l'éducation qu'il reçoit, le régime de vie qu'il suit, etc. Nous sommes instruits positivement des choses et des circonstances qui engendrent, favorisent et procurent un tempérament robuste et comme invulnérable, ou débile et disposé aux maladies. Cela posé, nous avons une lumière sûre pour découvrir l'objet de nos recherches. Par ce que l'histoire nous apprend des fardeaux que le soldat portait en temps de guerre, il est aisé de voir que nous sommes inférieurs aux hommes de ce temps ; mais à cela près, ce n'est qu'indirectement qu'elle nous met à même d'apprécier la dégénération qui s'est opérée. Il est donc facile de suppléer à son silence, au sujet de la détérioration que je prétends établir, puisque son témoignage ne laisse aucun doute sur les causes qui ont produit ce malheureux phénomène. En effet, nous savons que les vertus, la noblesse des sentimens, les bonnes mœurs, l'éducation mâle, le régime de vie éloigné du luxe, de la mollesse et de la sensualité, etc., procurent une constitution robuste et un bon tempérament, et que leurs contraires détériorent l'un et l'autre. Nous pouvons donc conclure avec assurance, de certaines circonstances déterminées, à tel état du corps qu'elles doivent naturellement faire naître. Ainsi, lorsque l'histoire m'apprendra que les mœurs ont dégénéré, que la corruption s'est répandue, que l'esprit de servitude, de bassesse et d'avilissement dominent, que l'éducation efféminée, le luxe et la mollesse sont en honneur, je serai fondé à établir que l'homme est moins robuste et moins vigoureux, et que le physique a partagé plus ou moins la dégradation morale. Au reste, j'observerai qu'en parlant des tempéramens robustes, je fais allusion *à la force qu'a le corps de se maintenir en santé, et de résister aux agens morbifiques, plutôt qu'à celle qu'il peut déployer à la lutte et en portant des fardeaux.* J'adopte donc à cet égard les idées de Plutarque (comp.

de Timoléon et Paul Émile). Nous voyons, en effet, des hommes vigoureux que le luxe et la mollesse ont rendu tributaires des maux de nerfs, des catarres, des dispepsies, etc., dont les campagnards, quoique doués de moins de forces musculaires, sont cependant à l'abri, grâces à leur manière de vivre.

Telles sont les vues, tels sont les flambeaux qui me dirigent dans le sujet intéressant qui m'occupe. La solidité des unes et la lumière des autres me paraissent également incontestables.

Mais avant d'entrer dans de plus grands détails, je dois observer que la dégénération des hommes n'a pas été continuelle et toujours en augmentant, et qu'enfin l'abandon des choses énervantes et l'adoption de celles qui favorisent la vigueur ont, à certaines époques, amélioré leur constitution. De même aussi les mauvaises mœurs n'ont pas constamment empiré, et on les a vu changer avantageusement par l'influence de certains événemens, comme de certains hommes placés à la tête des affaires publiques (1). Il est pour les mœurs, comme pour les empires, des

----

(1) Désirant m'environner d'une grande lumière, j'ai prié M. l'Inspecteur-général P ER C Y de lire cet Essai. Il m'a fait l'honneur de me donner des conseils dont j'ai profité, et m'a engagé à considérer si les travaux herculéens de nos armées ne pourraient pas être opposés à mon opinion. Cette difficulté est extrêmement glorieuse à notre nation. En effet, *quæ tam poetica et quanquam in verissimis rebus tam fabulosa materia* (Plin., *lib.* 8, *epist.* 4)*!* Mais, si je ne me trompe, les prodiges opérés par nos armées, les actions à jamais mémorables dont nous avons été les témoins, sont le fruit du génie, ainsi que du courage excité par de puissantes causes, plutôt que l'effet de la force et de la vigueur du tempérament. Pour décider si les anciens étaient doués d'une constitution plus robuste que la nôtre, j'examine, non pas précisément s'ils ont fait de plus grandes choses (ce qui est impossible); mais si leur éducation, leur genre de vie, leurs mœurs, etc., en temps de paix comme en temps de guerre, favorisaient plus que les nôtres la constitution physique, et s'ils n'étaient point placés au milieu de circonstances plus capables de former et d'entretenir un bon tempérament. Le sujet qui m'occupe exclut les comparaisons en masse, lesquelles exposeraient inévitablement à confondre les différentes causes qui, dans l'espace de 2400 ans, ont plusieurs fois fait changer la face de l'univers.

temps de prospérité et de décadence. La révolution du jour et de l'année est l'image de celle qui s'opère dans les mœurs et les lumières des peuples. Le siècle d'Homère fut sans doute un des plus beaux pour la Grèce ; ensuite ce pays tomba dans une obscurité et une

---

Qu'il me soit permis de payer ici à M. l'Inspecteur-général PERCY un faible tribut de ma reconnaissance pour les services importans qu'il a bien voulu me rendre. Je lui dois ma tranquillité et le peu de progrès que je puis avoir fait dans la médecine : *nunquàm tibi gratiam referre potero, illud certè non desinam ubique confiteri, me referre non posse* (Senec., *de benef., lib.* 2, *cap.* 24). Parmi les hommes qui ont brillé sur la scène du monde, il en est peu à qui le ciel ait autant prodigué qu'à M. PERCY les qualités du cœur. Aussi, quel ascendant, quel empire n'a-t-il pas acquis sur les chirurgiens militaires ! quelle réputation et quelle gloire n'a-t-il pas procuré au corps dont il est depuis vingt ans l'illustre Chef ! Qui ne serait pas entraîné par ces hommes rares dont tout inspire la considération, le respect et l'amour, et qui commandent à l'opinion par leur bonté et leur droiture, autant que par leur génie, leur savoir et leurs vastes connaissances !

sorte de barbarie, d'où il sortit, enfin, long-temps après de la manière la plus brillante, pour décliner de nouveau. Tel a été le sort des autres peuples.

Les Perses, regardés du temps de Cyrus comme invincibles, étaient exercés de bonne heure aux travaux les plus propres à développer les forces motrices, accoutumés à vivre sobrement et à braver l'inclémence du temps et des saisons. Cyrus avait tellement à cœur de les entretenir dans cette vie mâle, qu'il ne voulut jamais qu'ils passassent dans un climat plus doux et plus agréable. Mais les princes qui vinrent après lui ayant donné l'exemple du luxe et de la mollesse, la nation des Perses devint efféminée comme eux (Just., *hist.*, *lib.* 1). Leur dégénération, attestée par tous les écrits des anciens, était si frappante, que le luxe, la mollesse et la faiblesse de ce peuple était comme passés en proverbe. Au contraire, les Macédoniens qui les subjuguèrent étaient élevés d'une manière mâle, et exercés aux rudes travaux du métier des armes dans lequel ils excellaient. Quinte-Curce en fait, en deux mots, le plus grand éloge : *et, si veré æstimare Macedonas qui tunc erant volumus ; fatebimur et regem talibus ministris, et illos tanto rege fuisse dignissimos* (*lib.* 4, *cap.* 16). Sous les empereurs romains ils ressemblaient peu au portrait fidèle que l'infortuné Eudème en fit à Darius (*lib.* 3).

Les Grecs formaient une foule de petites républiques où l'on observait l'influence des lois, des institutions sociales, de la manière de vivre, des lieux, de l'air, etc., sur l'homme. « J'ai admiré souvent, » et j'avoue, dit Theophraste, que je » ne puis encore comprendre, quelques » sérieuses réflexions que je fasse, pour- » quoi toute la Grèce étant placée sous » un même ciel, et les Grecs étant nour- » ris et élevés de la même manière, il » se trouve néanmoins si peu de ressem- » blance dans leurs mœurs » (caract: trad. par Labruyère, *préface*).

Pour découvrir la cause de la diversité des mœurs d'un peuple, il faut, comme Hippocrate nous en a donné l'exemple, ne pas se borner à étudier l'influence du climat, de l'air, des nour-

ritures

ritures et la nature du sol d'une contrée.
Diodore de Sicile, comparant les Scythes
aux Troglodytes, trouve l'explication de
la diversité du genre de vie de ces peuples dans la différence du climat et de
l'air des pays qu'ils habitent *(lib. 3)*.
Ces causes, jointes à la connaissance des
lieux, suffisent communément à nous
apprendre pourquoi l'homme peu civilisé
est agricole dans un pays, chasseur
dans un autre, pêcheur dans d'autres,
etc. ; et elles nous indiquent en partie
la source des idées dominantes qui cons-
tituent les mœurs nationales. Mais chez
les peuples civilisés, l'homme est modi-
fié par un plus grand nombre d'agens,
au nombre desquels il faut comprendre
ses propres facultés, qu'il exerce à son
préjudice ; et telle est sur lui la puissance des institutions sociales, qu'elles
peuvent changer toutes ses dispositions
et ses mœurs primitives. Mais revenons
à Théophraste.

Les mœurs et les qualités de l'esprit
des Grecs étaient effectivement différentes. Les Béotiens passaient pour stupi-
des, les Mégariens pour libertins, four-

bes , avares ; les Corinthiens pour volup-
tueux et excessifs dans leur luxe ; les
Spartiates, généralement estimés pour leur
droiture et leur équité , étaient d'un caractère dur et grossier. Athènes était la
patrie des arts , du bon goût et de la
politesse ; et Locres , dont Pindare compare les habitans au renard et au lion ,
avait la prudence , le courage et la
force en partage.

Mais Théophraste ne faisait pas sans
doute attention que ni l'air , ni les lieux ,
ni la forme du gouvernement , ni les
lois , ni les institutions sociales , ni les
coutumes , n'étaient les mêmes dans toute
la Grèce. La différence qui existait ,
par exemple , entre Sparte et Athènes ,
est expliquée par la diversité des principes du gouvernement , des institutions,
du genre de vie, etc. , de ces deux
peuples. Veut-on savoir pourquoi les
Spartiates étaient robustes plutôt que
les Athéniens , qu'on jette les yeux sur
l'éducation en vigueur chez les premiers.
Périclés donne en deux mots la raison
de ce phénomène dans l'oraison funèbre
des Athéniens morts pendant la première

guerre du Péloponnèse : « que d'autres ,
» (les Lacédémoniens), par de pénibles
» exercices forçant la nature , donnent à
» la jeunesse le caractère de la virilité ,
» nous , avec des institutions plus douces,
» nous n'en sommes pas moins ardens à
» braver les périls » .

Anciennement il passait pour certain
que le climat de l'Achaïe était contraire aux
yeux , et celui de l'Attique aux jambes.

*Athide tentatur gressus , oculique in Acheis
Finibus. . . . .*
(LUCRET. , *lib.* 6).

Les anciens ont parlé avec mépris de
l'esprit des Béotiens. Ce que dit à cet
égard Démosthènes dans la seconde Phi-
lippique ne saurait être pris pour une
saillie ou pour un trait épigrammatique.
Selon Cornelius Nepos , ce peuple n'était
recommandable que par sa force et sa
vigueur : *omnes enim Beotii magis fir-
mitati corporis quàm ingenii acumini
inserviunt (vit. Alcib.). Illi genti plus
inest virium quàm ingenii (vit. Epami-
nond.).* C'est que les Béotiens manquaient
de moyens d'instruction , et que leurs

vues, comme chez les Lacédémoniens, n'étaient point tournées vers le but d'en acquérir ; car le pays qui a donné naissance à Pindare, Epaminondas, Théophraste et Plutarque, ne peut être regardé comme défavorable au génie. On ne saurait donc être surpris de la différence qu'on observait entre l'esprit et les mœurs des habitans d'Athènes et de Thèbes.

La dégénération des mœurs des Athéniens était déjà sensible pendant la guerre du Péloponnèse. Pour le prouver, je ne citerai point Euripide (voyez l'intermède du 4.e acte d'Iphigénie, édit. de Racine, par Geoffroi); mais l'autorité grave et imposante de Thucydide, qui l'atteste et le fait voir clairement. De tous les peuples grecs, les Athéniens furent les premiers qui s'abandonnèrent au luxe et à la mollesse ; ce qui arriva quelque temps avant cet historien.

Pour se former une juste idée des changemens qu'éprouvèrent les mœurs dans le cours d'un siècle, il faut comparer ce peuple tel que Thucydide et les députés de Corinthe à Lacédémone nous le représentent fidèlement , avec ce qu'il était lorsque Philippe travaillait ouvertement à détruire sa puissance, et que Démosthènes lui reprochait si éloquemment son indolence , sa légèreté et sa faiblesse. La différence est frappante. Après la mort d'Epaminondas , Athènes n'employait plus les revenus de l'état à l'équipement des flottes et à l'entretien des armées; elle les dissipait en fêtes et en jeux publics , école pernicieuse où le physique et le moral avaient également à perdre. L'état militaire tomba dans le mépris , et cette jeunesse , autrefois passionnée pour la gloire, préféra l'oisiveté et les théâtres aux fatigues des camps : *si quidem amisso (Epaminondas) cui æmulari consueverant in segnitiem torporemque resoluti , non ut olim classem exercitusque , sed in dies festos apparatusque ludorum , reditus publicos effundunt; et cum actoribus nobilissimis poetisque celebrant frequentiùs scenam quàm castra visentes , versificatoresque meliores quàm duces laudantes (* Just. , *hist.* , *lib.* 6). On trouve des preuves de cette décadence des Athéniens dans la harangue d'Eschine sur la couronne, et dans celle de Démosthènes contre Aristocrate (voyez aussi le 3.ᵉ liv. de la répub. de Platon).

Sparte, qui donna la première l'exemple d'une vie simple, conserva aussi plus long-temps ses institutions, ses lois et ses mœurs antiques. La politique du gouvernement, comme les mœurs et la manière de vivre des particuliers, se soutinrent long-temps au milieu des causes les plus capables de les changer. Mais, enfin, elle paya son tribut à la dégénération dont elle était environnée ; et ce fut précisément à l'époque où l'on viola ouvertement les lois de Lycurgue qu'elle commença (Velléius Paterc., *lib.* 1, *cap.* 6 ; Plutarque, trad. d'Amiot, *vies de Philopœmen, d'Agis et de Cléomène; comparaison de Numa et Lycurgue*). Du temps de Philopœmen, les Grecs, livrés à la vie asiatique, avaient même abandonné les exercices gymnastiques. Ce grand homme employa tous ses efforts à améliorer leurs mœurs et les rendre plus propres à la guerre, en remettant en vigueur les exercices du corps, et il y parvint. Quant aux Spartiates, ils étaient entièrement dégénérés du temps d'Agis et de Cléomène. Les mœurs asiatiques avaient en même temps corrompu les citoyens et perdu l'état (Plutarq., *vie d'Agis et de Cléomène*).

Ce que je viens de dire, au sujet des deux principales villes de la Grèce, est applicable aux autres. Après avoir fait l'admiration générale, elles tombèrent dans l'état le plus humiliant :

Clara fuit Spartæ, magnæ viguere Mycenæ ;
Nec non Cecropiæ, nec non Amphionis arces :
Vile solùm Sparte est altæ concidere Mycenæ.
OEdipodionæ quid sint, nisi fabula Thebæ ?
Quid Pandioniæ nunc sint, nisi nomen Athenæ ?

(O v i d.., *Metam.*, *lib.* 15, *cap.* 9).

Telle est, en effet, l'influence des lois, des coutumes, de la manière de vivre, de l'éducation, des institutions sociales, qu'elles communiquent à l'homme un corps robuste ou un corps faible et délicat, une ame grande et courageuse, ou une ame étroite, pusil-lanime et rampante. Toutes ces choses ont ensemble des rapports si intimes, qu'en se relâchant des mœurs primitives, les Grecs devaient dégénérer.

Pour se faire une juste idée de la force et de la robuste constitution des Romains, il est nécessaire de considérer le but du gouvernement, les principes qui animaient les citoyens, et les moyens qu'ils employaient pour remplir leurs destinées.

En naissant, les Romains étaient destinés au métier des armes ; la république avait en principe de s'agrandir par la guerre, et c'était la seule voie ouverte aux citoyens pour acquérir de la considération, des honneurs et de la gloire. L'agriculture, à laquelle ils se livraient également avec ardeur, était encouragée, parce qu'elle contribuait à la prospérité de l'état en le nourrissant, en maintenant les bonnes mœurs, enfin, en favorisant la santé et en augmentant la vigueur et les forces de la constitution du corps, deux choses indispensables chez un peuple essentiellement guerrier. Ainsi, dès leur enfance, les Romains recevaient une éducation mâle et conforme à ces vues, et cette coutume se soutint même long-temps après que les mœurs furent corrompues.

Ibi (le champ de Mars), *cursu, luctando, hastá,*
    disco, pugilatu, pilá
Saliendo, sese exercebant magis quàm scorto, aut
    suaviis;
Ibi suam ætatem extendebant, non in latebrosis locis.

          (Plaut., Bacch.)

Ils étaient de bonne heure si vigoureux et robustes, qu'ils entraient dans
les légions dès l'âge de dix-sept ans. On
vit même une armée composée de jeunes
gens de cet âge. C'est ce que rapporte
Appien, au sujet de Fabius Maximus,
qui, envoyé en Espagne contre Viriatus,
pour épargner les soldats qui avaient fait
les guerres précédentes en Afrique, en
Grèce et en Macédoine, n'enrôla que
des jeunes gens du premier âge de la
puberté, c'est-à-dire dix-sept ans. Or,
quand on sait quel poids énorme le soldat
romain était obligé de porter, il est
impossible de ne pas reconnaître la vérité
que je m'attache à établir. Qu'est-il
arrivé en Espagne aux conscrits âgés
de dix-neuf à vingt-deux ans, qui composaient une grande partie de cette armée?
Ils se sont montrés incapables de sup-

porter les fatigues de la guerre, et cependant leur charge est moitié moins pesante que celle des Romains.

Il faut considérer, avec Cicéron (*Tusc.*, *lib*. II, *cap*. XXXVII), la fatigue des marches pour des soldats chargés d'ustensiles, de pieux pour les palissades et de vivres pour plus de quinze jours, et l'on se fait alors une juste idée de la force supérieure des Romains. Il ne compte pour rien le bouclier, le casque, ni les épées ; ce ne sont pas, dit-il, des fardeaux pour eux ; ils n'en sentent pas plus le poids que celui de leurs épaules, de leurs bras et de leurs mains. L'armure d'un soldat était un casque, une cuirasse, deux épées, dont une longue, un grand bouclier, un javelot, trois ou quatre pieux pour les palissades, une scie, un panier, une bêche, une cognée, une faux, une courroie, une corde, et communément du blé ou du biscuit pour dix-sept jours, et quelquefois pour un mois entier. D'après Végèce, le soldat portait soixante livres ordinairement. Aussi, Josephe, qui a fait éloquemment le tableau que présente le soldat romain en campagne et dans ses exercices, dit-il que le fantassin est chargé presqu'autant qu'un mulet *(lib. 3, cap 5)*. Or, les exercices gymnastiques et militaires avaient fortifié et endurci leur corps, au point que dans les marches on ne les voyait ni suer, ni haleter sous cet énorme poids. Dans la longue et terrible bataille livrée aux Cimbres par Marius et Catulus, malgré l'ardeur brûlante du soleil, il n'y eut pas un seul Romain sur cinquante-deux mille qui parût essouflé ou en sueur; tandis que les Cimbres étaient épuisés de chaleur et de fatigue. Il est bon de rapporter le passage de Plutarque, trad. par Amiot : « outre ce qu'ils estaient tant » endurcis au travail et si bien aguerriz, » que pour quelque chaleur excessive qu'il » feist, jamais on n'en veit un (dans cette » bataille), qui suast, ne qui souflast, » encore que le premier choc eust été fait » en courant ; ce que Catulus même a » laissé par escript à la louange de ses » soudards » (Vie de Marius).

Enfin, il est si vrai que leur éducation et leur manière de vivre les avait

prématurément rendu forts et robustes ,
que dans les cas pressans on faisait prendre les armes aux jeunes gens même
avant l'âge de dix-sept ans. Tite-Live
en rapporte des exemples décisifs. Or ,
nos conscrits de dix-huit et dix-neuf
ans succombent aux fatigues de la guerre ,
qui , sous plusieurs rapports , sont incomparablement au-dessous de celles des
Romains. Qu'arriverait-il donc s'ils étaient
encore chargés de tous les travaux des
campemens , et, comme dit Daniel , « de
» tous ces prodigieux remuemens de terre
» qu'ils étaient accoutumés à faire pour
» la construction de leur camp » ? Le
savant auteur que je viens de citer reconnaît la supériorité des forces du
soldat romain sur le nôtre , et il ajoute :
« nous avons peine à comprendre com-
» ment ils pouvaient marcher et faire de
» très-longues marches chargés comme
» ils étaient» (Daniel, de la milice franç. ,
liv. 13). J'ajouterai que de sauter et de
courir avec armes et bagages , c'était
chez les Romains , comme nous l'appre-
nons de Végèce , des exercices ordinaires
et fréquens.

Faut-il s'étonner, d'après tout cela, que les Grecs et les Romains ne connussent point tout cet attirail d'hôpitaux qui est aujourd'hui inséparable de nos armées en campagne, et qui entrave ou arrête les opérations militaires. De nos jours les maladies épuisent les armées incomparablement plus que le fer de l'ennemi. Anciennement les soldats ne périssaient guère que dans les batailles et par les suites des blessures. Aussi trouve-t-on bien peu d'exemples de ces fléaux destructeurs aujourd'hui devenus communs. Il fallait des causes extrêmement puissantes pour répandre les maladies dans les armées. Telles sont celles auxquelles les soldats d'Alexandre succombèrent, en revenant des Indes, à travers des déserts effroyables : *famem deindè pestilentia sequuta est ; quippè insalubrium ciborum novi succi, ad hoc itineris labor et ægritudo animi, vulgaverant morbos* (Q. Curt. , *lib.* 9, *cap.* 10). Les légions de Cesar éprouvèrent le même fléau dans la Thessalie (Plut. , *vie de Cesar*) , et celles d'Antoine dans l'Arménie (*vie d'Antoine*).

Le discours de Labienus avant la bataille
de Pharsale , fait supposer pareillement
qu'une espèce de peste avait éclaté parmi
les vétérans de Cesar *(comment. Cœs.,
lib. 3)*. Mais si ma mémoire est fidèle ,
dans ses commentaires, Cesar ne parle de
malades qu'une seule fois , et c'est , je
crois , précisément celle à laquelle Plutarque fait allusion. Celui qui n'a pas
eu comme moi sous ses yeux le triste
spectacle que les armées présentent sous
le rapport des hôpitaux , n'a qu'à par-
courir les mémoires et les ouvrages des
meilleurs capitaines modernes , pour se
convaincre que le service de santé y tient
un rang distingué (Consultez aussi les
travaux des médecins militaires). A
peine les anciens s'en mêlaient-ils ; la
chirurgie leur était bien plus nécessaire
que la médecine. Aussi, dans le traité
de Végèce sur l'art militaire , n'est-il
dit qu'un mot, et comme en passant ,
de ce qui regarde les médecins. Et comment en parle-t-il? « Les habiles gens
ont toujours pensé, dit-il , que la pratique journalière des exercices militaires
valait mieux pour les troupes que tous

les médecins. C'est pourquoi les anciens ne donnaient aucun relâche aux soldats, etc. » *(lib. 3 , cap. 1)*. Lorsque les armées étaient composées d'hommes robustes, on ne voyait des médecins qu'à la suite du général, encore étaient-ils en très-petit nombre. Cette coutume s'établit d'abord chez les rois de Perse, et autres, tels que Pyrrhus, Mithridate ; ensuite les généraux puissans l'adoptèrent.

Il est aisé de sentir que des soldats accoutumés dès leur enfance à braver les causes qui font naître les maladies dans les armées en campagne ; des soldats qui ne changeaient point d'état en allant à la guerre, ne pouvaient y succomber comme les nôtres. C'est par la même raison que les campagnards y courent moins de dangers que les jeunes gens des villes.

La décadence des Romains est un fait si généralement prouvé par les historiens et par les plus déplorables monumens, qu'il est impossible d'élever le moindre doute à cet égard ; mais il est certain qu'elle s'opéra tard, et que les mœurs de ce peuple furent long-temps admirables : *cæterùm, aut me amor negotii*

*suscepti fallit, aut nulla unquàm res-
publica nec major, nec sanctior, nec
bonis exemplis ditior fuit ; nec in quam
civitatem tam seræ avaritia luxuriaque
immigraverunt ; nec ubi tantus ac tam
diù paupertati ac parcimoniæ honos
fuerit. Nuper divitiæ, avaritiam et abun-
dantes voluptates desiderium per luxum
atque libidinem pereundi perdendique
omnia invexere* (Tit.-Liv. , *Præf.
Annal.*). Elle commença à l'époque de
la conquête de l'Achaïe et de l'Asie ; et
jusqu'à l'invasion des Barbares, qui eut
lieu dans le cinquième siècle, elle fit des
progrès plus ou moins rapides. Avant
cette époque le peuple romain offre le
spectacle d'une vie laborieuse, frugale et
continuellement exercée dans les champs
ou au métier des armes ; d'une austère
vertu, de la bravoure et du courage :
*jam primùm juventus, simul ac belli
patiens erat, in castris per laborem
usu militiam discebat, magisque in
decoris armis et militaribus equis, quàm
in scortis atque conviviis, lubidinem
habebat. Igitur talibus viris non labor
insolitus, non locus ullus asper aut
arduus*

*arduus erat, non armatus hostis formi-
dolosus ; virtus omnia domuerat. Sed
gloriæ maxumum certamen inter ipsos
erat....... Igitur domi militiæque boni
mores colebantur...... Jus bonumque
apud eos non legibus magis quàm
naturâ valebat, etc.* (Sallust., *Catil.*).
Opposons cet état de choses à celui qui
dans le cinquième siècle faisait tant gémir
Salvianus : *talia enim sunt quæ illic fiunt*
(aux cirques, aux théâtres), *ut ea non
solùm dicere, sed etiam recordari ali-
quis sine pollutione non possit...... In
theatris verò nihil horum reatu vacat,
quia, et concupiscentiis animus, et auditu
aures, et aspectu oculi polluuntur. Quæ
quidem omnia tam flagitiora sunt, ut
etiam explicare ea quispiam atque elo-
qui salvo pudore non valeat.... Quæ
quanti sint criminis, vel hinc intelligi
potest quod et relationem suam inter-
dicunt... Vidi si quidem ego ipse Tre-
veros domi nobiles, dignitati sublimes,
licet jam spoliatos atque vastatos, minùs
tamen eversos rebus fuisse quàm mori-
bus....... Lugubre est referre quæ vidi-
mus, senes honoratos, decrepitos, chris-*

tianos, imminente jam admodùm ex-
cidio civitatis, gulæ ac lasciviæ ser-
vientes.... Sed videlicet responderi hoc
potest non in omnibus hæc Romanorum
urbibus agi. Verum est. Non enim
hoc agitur jam in Moguntiacensium
civitate, sed quia excisa atque deleta
est; non agitur Agrippinæ, sed quia
hostibus plena; non agitur in Trevi-
rorum urbe excellentissima, sed quia
quadruplici eversione prostrata........
Itaque barbaris penè in conspectu om-
nium sitis, nullus erat metus hominum,
non custodia civitatum. Tanta animorum cæcitas fuit, ut cùm absque
dubio nullus perire vellet, nullus
tamen id ageret ne periret...... Ubi
namque sunt antiquæ Romanorum opes
ac dignitates! Fortissimi quondàm
Romani erant, nunc sine viribus; ti-
mebantur Romani veteres, nos timemus;
vectigalia illis solvebant populi barba-
rorum, nos vectigales barbaris sumus.
Vendunt nobis hostes lucis usuram,
tota admodùm salus nostra commercium
est. O infelicitas nostra! ad quid
devenimus! quid potest esse nobis vel

(67)

abjectiùs, vel miseriùs, etc. (Salv., de gubern. Dei, lib. 6) !

Ces passages, dont la longueur est excusée par la nature de mon sujet, montrent l'opposition qui existait à ces deux époques entre les Romains. Ah ! cette mâle jeunesse, qui fit rougir la mer du sang des Carthaginois, et qui anéantit les armées de Pyrrhus et d'Annibal, était bien différente.

> *Non his juventus orta parentibus*
> *Infecit æquor sanguine punico,*
> *Pyrrhumque, et ingentem cecidit*
> *Antiochum, Hannibalemque dirum ;*
> *Sed rusticorum mascula militum*
> *Proles, sabellis docta ligonibus*
> *Versare glebas . . . .*

(Horat., Od. 6, lib. 3).

Mais entrons dans des détails, multiplions les exemples et les autorités, afin de détruire jusqu'aux semences du doute.

Avant la conquête de l'Achaïe, de l'Asie et de Carthage, les Romains présentaient le beau spectacle de la grandeur d'ame , des vertus austères , d'une vie mâle et continuellement exercée.

Hanc olim veteres vitam coluere Sabini ;
Hanc Remus et frater ; sic fortis Etruria crevit,
Scilicet et rerum facta est pulcherrima Roma.

(Virg. , Georg. , lib. 2).

La probité , la justice , les bonnes mœurs étaient moins l'effet des lois que d'une sorte d'inclination. Chacun vivait avec économie , et ne se piquait de magnificence que pour honorer les dieux. Personne , pour cultiver l'esprit, ne renonçait aux exercices du corps , qui étaient le partage du premier comme du dernier citoyen ; et il est certain que cette pratique se soutint encore assez généralement long-temps après.

L'époque où cette dégénération commença est celle où , selon les expressions de Pline , l'Asie vaincue fit passer le luxe en Italie. *Asia primùm devicta luxuriam misit in Italiam (hist. nat. , lib.* 33 *).* Tite-Live et Salluste , ou plutôt tous les anciens s'accordent également sur ce point. *Luxuriæ enim peregrinæ origo ab exercitu asiatico* *invecta in urbem est. Ii primùm lectos œratos, vestem, stragulam pretiosam, plagulas et alia textilia, et quæ tùm magnificè supellectilis habebantur, monopodia et abacos Romam advexerunt. Tùm epulæque ipsæ, et cura et sumptu majore apparari cœptæ; tùm coquus, vilissimum antiquis mancipium, et æstimatione et usu in pretio esse* (Tit.-Liv., *lib.* 39, *cap.* 6). Le spectacle des richesses, le désir de les posséder, l'amour du luxe, la soif de la domination qui suivirent cet agrandissement extraordinaire de la république, furent le germe et la cause de tous les maux et de la corruption qui fondirent sur le peuple romain. « *Namque avaritia fidem, probitatem ceterasque artes bonas subvertit; pro his superbiam, crudelitatem, deos negligere, omnia venalia habere edocuit* » (Sallust., *Catil.*). Caton, qui conservait la sévérité des anciennes mœurs, fit tous ses efforts pour s'opposer à ces débordemens, qu'il prévoyait devoir entraîner la perte de la république : *sæpè me querentem de fœminarum, sæpè de virorum, nec de*

privatorum modò, sed etiam magistra-
tuum sumptibus audistis, diversisque
duobus vitiis, avaritia et luxuria, civi-
tatem laborare, quæ pestes omnia
magna imperia everterunt (lex opp.,
in Tit. Liv., lib. 34).

Auguste chercha par des lois sages,
mais qui n'allaient point à la racine du
mal, à opposer quelque digue à ce
torrent dévastateur. *Hinc conversus ad*
pacem, pronum in omnia mala, et in
luxuriam fluens sæculum gravibus se-
*verisque legibus multis coercuit (*Annæi,
Flori. hist., lib. 4). L'histoire prouve
que les remèdes qu'il employa eurent peu
d'effet. Ceux que Salluste conseillait à
Cesar étaient bien plus appropriés *(epist.*
ad Cæsar).

Dans l'espace de cinquante-sept ans,
c'est-à-dire, depuis l'an 565 jusqu'en
622, les mœurs subirent la plus funeste
révolution, parce qu'on prit goût à toutes
les choses qui les corrompent. *Et jam in*
Græciam Asiamque transcendimus,
omnibus libidinum illecebris repletas,
et regias etiam attrectamus Gazas; eò
plus horreo ne illæ magis res nos ce-

perint, quàm nos illas. Infesta, mihi credite, signa ab Syracusis illata sunt huic urbi. Jam nimis multos audio Corinthi et Athenarum ornamenta laudantes mirantesque, antè fixa fictilia deorum Romanorum ridentes (Cat., *in Tit. Liv.,* loc. cit.). *Nulla erat luxuria* (avant la loi Oppia), *quæ coerceretur. Itaque minimè mirum est, nec oppiam, nec aliam ullam tùm legem desideratam esse quæ modum sumptibus mulierum faceret, quum aurum et purpuram data et oblata ultrò non accipiebant* (ibid.). Consultez aussi Plutarq. (*vies de Sylla et de Marcellus*).

Il n'y a point d'ouvrage où l'on trouve des renseignemens plus exacts, plus positifs, plus lumineux sur les progrès du luxe, de la mollesse et de la corruption des mœurs romaines, que celui de Pline l'ancien. On y peut suivre pas à pas les innovations pernicieuses à mesure qu'elles se répandaient, et calculer les progrès de l'opulence publique et particulière. Les livres où il traite de l'agriculture, des pierreries, des statues d'airain, des animaux aquatiques, de l'homme, et sur-tout celui des métaux, renferment des documens du plus grand intérêt, et qui mettent au grand jour la dégénération des Romains.

Les légions romaines partagèrent plus ou moins, selon les temps et les circonstances, la dépravation dont je parle. Sylla, pour s'attacher l'armée, laissa le premier relâcher l'ancienne discipline ; et, pour la première fois, les troupes donnèrent l'exemple d'une vie passée dans le luxe, les plaisirs et l'oisiveté : *ibi primùm insuevit exercitus populi romani amare potare, etc.* (Sall., *Catil.*). Sous Néron la discipline militaire s'était relâchée dans l'armée de Syrie, au point qu'on y voyait des vétérans qui n'avaient jamais, ni veillé, ni monté la garde, et qui ne connaissaient pas plus les palissades que les retranchemens. Les soldats, occupés de parure et de moyens de fortune, faisaient le service dans les villes sans casque et sans cuirasse : *quippè Syriâ transmotæ legiones, pace longâ, segnes, munia Romanorum ægerrimè tolerabant.*

Satis constitit fuisse in eo exercitu vete-
ranos qui non stationem , non vigilias
inissent ; vallum fossamque quasi
nova et mira viserent ; sine galeis ,
sine loricis nitidi et quœstuosi militia
per oppida expleta (Tacit. , *Annal. ,*
lib. 13 *, cap.* 35 *).* Trajan , dit Pline
le jeune , rétablit la discipline militaire,
presqu'entièrement détruite par la corruption du dernier siècle , par la mollesse
des chefs et par l'insolence du soldat
(*Panegy. Traj.*). Il faut lire cet en-
droit du panégyrique , pour se faire idée
de la dégénération des mœurs et de la
discipline dans les légions romaines.

Tels sont , dit Sénèque , les progrès
de la dépravation , que ce qu'on appelait
l'attirail des femmes fait partie du bagage
de l'homme , et même du militaire. Le
prix dont une femme achète un miroir
excède la dot que la république accordait
anciennement aux filles de ses généraux
indigens. *Posteà rerum jam potiente*
luxuria , specula totis paria corporibus
auro argentoque cœlata sunt , denique
gemmis adornata , et pluris unum ex
his feminœ constitit quam antiquarum

dos fuit illa quæ publicè dabatur impe-
ratorum pauperum filiabus... Adeòque
omnia indiscreta sunt perversissimis
artibus, ut quidquid mundus muliebris
vocabatur, sarcinæ viriles sint, minùs
dico etiam militares (Senec. , nat.
quæst, lib. 1 , cap. 17). C'est cette
circonstance , inouie chez les Romains ,
qui a dicté ces vers à Juvenal :

Res memoranda novis annalibus, atque recenti
Historia, speculum civilis sarcina belli.

(Sat. 2).

Les richesses attirant l'estime et la
considération , on vit l'amour du luxe et
de la puissance , l'avarice , l'orgueil , la
prodigalité, faire des ravages corrupteurs.
La vertu n'eut plus d'attraits ; l'honneur ,
l'amitié, la pudeur perdirent leur crédit;
la pauvreté devint ignominieuse , et elle
fut flétrie dans l'opinion publique. Il
faut lire les historiens, et particulièrement
Pline l'ancien et Sénèque, pour se faire
idée de l'opulence des particuliers , de
leurs jouissances extravagantes et mons-
trueuses , des infâmes débauches dans
lesquelles on se vautrait. Salluste en

(75)

fait en peu de mots l'horrible tableau : *nam quid ea memorem quæ, nisi his qui vidére, nemini credibilia sunt ; à privatis compluribus subversos montes, maria constràta esse ? Sed lubido stupri, ganeæ ceterique cultus non minor incesserat. Viros pati muliebria, mulieres pudicitiam in propatulo habere ; vescendi causâ terrâ marique omnia exquirere ; dormire priusquàm somni cupido esset, etc. (Op. cit.).* Quant au vice dégouttant dont parle Salluste, il était bien plus commun du temps de Sénèque et de Quintilien, où les trafics les plus barbares et les plus honteux se faisaient publiquement. Le passage de Quintilien à cet égard est vraiment remarquable *(vid. inst. orat., lib.* 5, *cap.* 12 ; et St. Paul, *epist. ad Rom., cap.* 1 *).* Tacite et Sénèque, témoins si dignes de foi, historiens d'un si grand poids, ont fait le tableau le plus hideux de leur siècle. Dans les annales du premier on suit les progrès des vices, des crimes, de la corruption, du renversement des mœurs ; les livres 3, 13, 14 et 15 des annales, et le 1.er de l'histoire, méritent particulièrement d'être consultés. On voit sur-tout, dans ces deux auteurs, la bassesse, l'avilissement, l'esprit de ser- vitude, la corruption, les débauches crapuleuses, les vices monstrueux, la vie efféminée du temps, contraster de la manière la plus frappante avec la no- blesse, l'élévation des sentimens, l'esprit d'indépendance, les vertus austères, la vie mâle des anciens Romains.

L'éducation en vigueur dans les beaux temps de Rome, et qui était si propre à former des hommes vigoureux et robustes, était abandonnée du vivant de Quintilien. Il n'y avait point de repas, point de table qui ne retentit des chants les plus infâmes. Des choses qu'on ne peut dire sans rougir étaient exposées en spectacle aux yeux des enfans, qui se trouvaient ainsi vicieux avant de savoir ce que c'était que le vice; ensuite ne respirant que luxe et que mollesse, l'esprit et le corps engourdi, ils allaient languir dans les écoles; ils ne savaient point parler encore, et déjà ils connais- saient et demandaient les mets délicats : *omne convivium obscœnis canticis stre-*

pit ; pudenda dictu spectantur.... Discunt hæc miseri antequàm sciant vitia essè. Indë, soluti ac fluentes, non accipiunt è scholis mala ista, sed in scholas offerunt. Mollis illa educatio, quam indulgentiam vocamus, nervos omnes et mentis, et corporis frangit. Quid non adultus concupiscet qui in purpuris repit ? nondùm prima verba exprimit, et jam coccum intelligit, jam conchylium poscit (Quintil., inst. orat., lib. 1, cap. 2).* Était-ce ainsi qu'on élevait les anciens Romains ? Et puisqu'il est incontestable qu'une éducation délicieuse, molle, efféminée, corruptrice de l'innocence, qui fait développer prématurément les passions, et ensuite leur donne des forces, énerve la constitution, et forme un tempérament disposé aux maladies, peut-on douter que les hommes à cette époque fussent inférieurs à leurs ancêtres sous le rapport du physique ? Mais pour s'en convaincre davantage, il faut sur-tout suivre Sénèque dans la comparaison qu'il fait des mœurs de son temps avec celles du temps de Scipion, et dans le tableau des vices monstrueux,

de la dissolution , du libertinage effréné,
des débauches dégouttantes, des raffinemens de la gourmandise , de la sensualité,
du luxe et de la mollesse (*epist.* 86 ,
88 , 89 , 95 , 115 , 122 : *de benef.*,
lib. 1 , *cap.* 9 ; *lib.* 3 , *cap.* 16 : *de
irá* , *lib.* 2 , *cap.* 7 *et* 8 : *consol. ad
helv.*, *cap.* 9 : *de brevit. vit.*, *cap.* 12 :
nat. quœst., *lib.* 7 , *etc.* : *de clement.*,
lib. 1 , *cap.* 23 *)*. Rapportons – en
quelques–uns des passages les plus mar-
quans.

« Le luxe découvre tous les jours de
» nouveaux moyens d'accroître sa folie ;
» l'impudicité invente de nouveaux ou-
» trages à se faire ; la dissolution et la
» gourmandise trouvent encore des moyens
» de destruction plus subtils et plus
» agréables....... Nous ne sommes pas
» encore assez dépouillés de toute notre
» virilité ; nous travaillons pour anéantir
» ce qui nous reste de vigueur par le lui-
» sant et le poli de nos corps ; nous avons
» surpassé les femmes dans les recherches
» de la parure; notre démarche est devenue
» molle et efféminée; nous imaginons tous
» les jours de nouveaux moyens d'outrager

» notre sexe, et de le travestir, ne pouvant
» le dépouiller... Le monde est plein de
» vices et de crimes; les châtimens ne peu-
» vent plus y suffire : c'est une émulation
» générale de perversité. L'audace s'ac-
» croît de jour en jour, et la honte diminue
» dans la même proportion ; je n'aurais
» jamais fini le détail de tant d'horreurs !...
» Sans égard pour la justice et la vertu ,
» la passion brise les barrières les plus
» sacrées ; les crimes ne sont plus secrets,
» ils bravent les regards ; la méchanceté
» est devenue si générale, elle domine avec
» tant d'empire sur tous les cœurs , qu'on
» ne peut plus dire que l'innocence est rare,
» mais qu'elle n'existe plus... Votre père,
» dit-il , à Néron , a fait coudre dans le
» sac plus de parricides qu'on n'en avait
» vu dans tous les siècles précédens » .

Il faut convenir que la dégénération
s'opéra d'abord , et principalement, chez
les grands et les riches. Pareillement
les villes l'éprouvèrent beaucoup plus ,
et long-temps auparavant , que les campagnes (Tacit. , *lib.* 16). Les principes
corrupteurs , l'oubli de toute dignité, de
toute pudeur , la dépravation des mœurs

n'arrivent jusqu'au peuple qu'après avoir infecté les classes relevées de la société et les habitans des villes : *hæc primò paulatim crescere, interdùm vindicari ; post, ubi contagio, quasi pestilentia invasit, civitas immutata (* Sallust., *op. cit.).* Plutarque observe aussi que la contagion se glissa secrétement et peu à peu *(vie de Coriolan).* Mais il faudrait bien peu connaître le cœur humain, ignorer l'histoire, et ce qui se passe journellement sous nos yeux, pour supposer que cette dépravation fût bornée aux grands ; il est même certain qu'elle gagna au plus haut degré jusqu'aux philosophes *(* Quint., *inst. orat, lib.* 1, *præf.).* De là les sorties violentes de Lucien contre ces hommes dégradés ; cet écrivain les méprisait à cause de leur hypocrisie et de leur mauvaises mœurs. Saint Paul, dans son épître aux Romains, chap. 1, avait, avant ces écrivains, signalé la vie licencieuse de ces prétendus philosophes : *proptereà tradidit illos Deus in passiones ignominiæ ; nam feminæ eorum immutavérunt naturalem usum..... Similiter autem et masculi, relicto naturali usu,*

feminæ,

feminæ, exarserunt in desideriis suis in invicem, masculi in masculos turpitudinem operantes, et mercedem, quam opportuit, erroris sui in semetipsis recipientes.

Les affections de l'ame, de même que certaines maladies du corps, se gagnent par contagion. Le vice, en effet, se communique de proche en proche ; tout ce qui flatte nos passions et nos sens trouve bientôt des imitateurs, et l'homme est si susceptible de changer par les mauvais exemples, que toutes les ressources de la sagesse ne suffisent pas à l'en garantir entièrement.

Dans ces temps malheureux, différentes parties de l'empire romain conservaient encore l'austérité des anciennes mœurs. C'est ce que Pline le jeune nous apprend à l'égard des Brescians, des Padouans et des peuples en de-çà de l'Ebre *(lib. 1, epist. 14 ; lib. 2, epist. 13)*. Il n'est pas inutile d'observer que le panégyriste de Trajan reconnaît la dégénération des mœurs, et souvent en offre la preuve.

Qu'on me permette d'observer que

l'impiété est inséparable des siècles où les mœurs sont dépravées. Rien assurément ne fait mieux l'éloge de la religion. La Grèce, l'empire romain, et récemment les peuples de l'Europe, en ont offert la preuve la moins équivoque. Hélas ! de nos jours, comme du temps de Sénèque, les idées désolantes de Lucrèce sont répandues d'une manière effrayante : *nec hæc intrà vulgum dementia est, sapientiam quoque professos contigit* (Senec., *nat. quæst., Præf.*). Gilbert a-t-il eu tort de s'écrier à la fin du dix-huitième siècle :

Les vices sont les dieux qu'adore mon pays !
Et la religion, mère désespérée,
Par ses propres enfans sans cesse déchirée,
Dans ses temples déserts pleurant leurs attentats,
Le pardon sur la bouche en vain leur tend les bras.

(*Sat. du* 18.e *siècle*).

Dans le cinquième siècle la dépravation était à son comble dans l'empire romain. Salvianus, qui en fait le tableau affreux, observe à plusieurs reprises que sous ce rapport les barbares qui en subjuguèrent une grande partie étaient bien supérieurs à ce peuple. On a vu plus haut différens passages de Salvien, qui prouvent ce que je viens de dire ; je me bornerai donc à rapporter celui-ci : *nulla unquàm his malis romanà civitas caruit…. Nullam enim improbitatem scio quæ illic non redundaverit. Cùm utique etiam paganæ ac feræ gentes, etsi habeant mala propria, non sint tamen in his omnia execratione digna (*Salv., *op. cit.).* Même corruption en Espagne et dans les Gaules. De tous les peuples de ces dernières contrées, les Aquitaniens étaient les plus vicieux et les plus dissolus, comme il conste par le rapport du même Salvien (*de gub. Dei., lib. 7).*

On ne sait rien de bien certain touchant les mœurs dans les temps de barbarie où l'Europe fut plongée ; mais ce que nous savons des époques plus rapprochées de nous montre assez que, sous bien des rapports, l'ignorance était amie du tempérament (1). On

---

(1) L'invasion de l'empire romain par les peuples du nord produisit une révolution heureuse dans les mœurs. Les Goths, les Francs, les Vandales,

vivait d'une manière simple et frugale , le luxe et la mollesse étaient
peu connus ; les mœurs d'alors se rap-
prochaient de celles des paysans d'aujourd'hui et des peuples peu civilisés.
Les mémoires de Lacurne de Sainte-
Palaye , sur l'ancienne chevalerie , con-
tiennent des détails précieux sur les
mœurs de ce temps , qui, quoique gros-
sières , contribuaient plus que les nôtres
à fortifier le tempérament. A travers les
lumières qui commencent à éclairer
l'Europe dans le quinzième siècle , on
voit régner une franchise , une simplicité
inconnues de nos jours. Les auteurs du
quinzième et du seizième siècle vous ins-
pirent de la confiance par l'air de can-
deur avec laquelle ils parlent : ils avaient
moins d'esprit que leurs neveux ; mais

____

etc. , étaient à cet égard bien supérieurs aux
Romains. Il est aisé de sentir toutes les conséquences
qui suivirent l'établissement des barbares dans les
Gaules , en Espagne , en Italie , etc. D'après ce
que Cesar , Tacite , Strabon et Salvien ont écrit
sur les mœurs et la manière de vivre de ces peuples
du nord , on peut se représenter leur constitution et
leur tempérament.

ils paraissent meilleurs : ils peuvent se tromper ; mais on voit bien qu'ils n'ont pas l'intention de tromper.

La simplicité des mœurs des particuliers , ainsi que celle des peuples , étant presque toujours l'indice et l'image de la simplicité de l'ame , et la frugalité ainsi que l'économie étant communément associées aux autres qualités vertueuses , de la même manière que le luxe , la somptuosité et la recherche de la table sont accompagnés de différens vices , pour montrer que dans le seizième siècle nos pères valaient mieux que nous , je rapporterai quelques faits curieux pris seulement dans les annales de Toulouse et l'histoire des jeux floraux (*disc. de Lagane sur l'hist. des j. flor.*) , pour ne pas trop grossir ce mémoire ; ils sont tirés des archives de la ville , où l'on conserve fidèlement l'original.

Dans le commencement du quinzième siècle , où l'académie des jeux floraux jouissait d'une grande réputation , même chez les peuples voisins , les trois fleurs qu'elle distribuait tous les ans aux vainqueurs ne coûtaient que 13 l. 16 s. 3 d.

tournois. Les capitouls, charmés du succès et des progrès de la renommée des jeux floraux, et voulant donner plus d'éclat à cette institution, arrêtèrent que chaque année, à l'époque de la distribution des fleurs ou prix, un repas serait donné par la ville aux mainteneurs et aux docteurs ou maîtres de la gaie science. Ils y étaient réunis avec les seigneurs et les officiers de Toulouse, et les trois capitouls qui assistaient au jugement des poèmes. Or, le festin donné en 1417 coûta seulement 17 liv. tournois. Voici la traduction de l'ordonnance en langue vulgaire faite au trésorier : «les capitouls » de Toulouse ordonnent à........., de » défalquer la somme de 16 liv. 18 s. » 4 d. tournois, dépensés le deuxième » jour de mai, pour le dîner de nous et » de MM. les mainteneurs de la gaie » science (comme il est d'usage tous les » ans), pour l'achat du pain, du vin, » de la viande et des autres choses néces- » saires ». Dans le discours de Lagane, que je viens de citer, on trouve tous les détails du repas, et le prix que chaque plat a coûté.

Vers le milieu du quinzième siècle cinquante personnes des plus marquantes de la ville furent réunies dans le repas qui fut donné selon l'usage ; tous les frais ne s'élevèrent qu'à 14 l. 14 s. 3 d. tournois. En 1490 les convives furent régalés de quelques friandises, par exemple, de trois livres de dragées ; on se montra plus recherché : les frais se montèrent à 39 l. 17 s. En 1508, l'archevêque de Bourges, les conseillers du parlement, les barons, et beaucoup d'autres personnes de la ville furent invitées au banquet, qui coûta 38 liv. 11 s. 10 d. En 1551 le cardinal d'Armagnac, l'évêque de Cahors, le premier président à mortier, et autres personnes de la première qualité furent du dîner ; la ville donna pareillement trois collations où figuraient l'évêque de Comminges et le marquis de Villars, gouverneur de la ville : les dépenses ne montèrent qu'à 120 écus.

Vers les dernières années du quinzième siècle l'usage de prononcer un discours en latin, au moment de la distribution des prix, fut introduit ; l'orateur était toujours payé, mais apparemment selon son talent , car l'honoraire est fixé pour les uns à 15 s. , pour d'autres à 20 s. , et ainsi de suite jusqu'à 3 l. 10 s. au plus.

A mesure qu'on avance dans le seizième siècle , les dépenses augmentent , le prix dès denrées et de la main d'œuvre devient plus considérable ; toutes les choses nécessaires à la vie , ou qui , sans sortir des bornes de la simplicité , contribuent à la rendre plus agréable , étaient à cette époque à vil prix. *Plus les besoins factices se sont multipliés , plus aussi l'homme a été pauvre , et sous tous les rapports mécontent de son sort.*

Ainsi , jamais plus grande erreur que celle que les philosophes ont soutenue et accréditée , relativement à l'heureuse influence dès progrès des lumières , du luxe et des arts inventés pour flatter la vanité et la sensualité. Il faut s'arrêter à l'écorce des choses , pour croire que ces raffinemens dans les jouissances et dans les commodités de la vie ayent véritablement amélioré la condition humaine et contribué à notre bonheur. Les besoins et les maux se sont accrus en proportion ;

et les cœurs, aigris et desséchés par des systèmes qui ôtent à la morale ses solides appuis, ont été en proie à des désirs ardens que rien ne peut satisfaire. On n'est malheureux qu'autant qu'on croit l'être. *Presque tous les maux sont légers lorsque l'opinion ne les exagère pas ; et il est certain que la douleur physique elle-même se conforme jusqu'à un certain point au préjugé ; ainsi qu'aux passions qui agitent l'homme.*

Telle était la simplicité qui régnait dans le quinzième siècle, et la modération de nos rois, que la reine étant venue à Toulouse (en 1443), la ville lui fit présent de 50 marcs d'argent en vaisselle : le marc valait dix francs. En 1563 les choses étaient sensiblement changées. Charles IX et la reine firent leur entrée à Toulouse ; la ville fit présent de 1200 écus au roi, et de 500 à la reine.

Comparez les repas publics de ce temps avec ceux de nos jours, et vous conviendrez que l'homme a dû dégénérer, si, comme on l'a toujours cru, et que l'expérience le prouve, les raffinemens de la bonne chère, le luxe et les excès de la

table énervent et amollissent le tempérament.

Montaigne, qui n'est ni un homme à
préjugés, ni un observateur superficiel,
reconnaît que les mœurs étaient plus
pures et plus simples dans le siècle de
son père que dans le sien. « Nous nous
» sommes beaucoup plus jiectés à la
» paillardise que nos pères, dit-il, liv. 2,
» chap. 2 ». Les exercices du corps
étaient bien moins en vigueur. Sully fait
la même remarque, déplorant les progrès
du luxe et de la mollesse, et les mauvais
effets qui l'avaient suivi (mémoire, liv.
16). De Lacurne de Sainte-Palaye montre
pareillement que l'abandon des exercices
militaires, comme les autres causes
précitées, firent tomber en décadence la
chevalerie.

La sensibilité, la décence, la pudeur
étaient vraies, aujourd'hui elles sont
factices. Les écrits du seizième et dix-
septième siècle prouvent qu'on se rap-
prochait davantage de la simplicité des
mœurs patriarchales. Les obscénités de
Montaigne étaient sous Henri IV moins
révoltantes ; le siècle de Molière n'était

point scandalisé comme le nôtre de la li-
cence de ses écrits. C'est ainsi que dans
les temps d'innocence on s'exprimait
avec une liberté dont notre pudeur, qui
est plus dans nos discours que dans notre
ame, ne pourrait s'empêcher de rougir et
de se montrer offensée. Enfin, les vices
qui échauffaient la bile d'Alceste ne
furent bientôt plus bornés dans l'enceinte
de la cour et des palais ; ils se répandirent
peu à peu, sur-tout parmi les habitans
des villes. Les désordres de la régence
portèrent un rude coup aux mœurs.

Sans embrasser toutes les idées de
Rousseau, je regarde comme certain,
que depuis le seizième siècle, où les
lettres, les sciences, les arts ont été
cultivés avec tant de distinction et de
succès ; où le luxe, la mollesse et la
sensualité ont fait tant de progrès, la
constitution des hommes est dégénérée,
et qu'elle est devenue moins capable de
résister aux causes morbifiques (1). M.

____

(1) On ne peut se dissimuler que depuis la renaissance des lettres on a travaillé avec ardeur à dissiper
les ténèbres de l'ignorance, sans rien faire d'avan-

Geoffroi , dans ses notes savantes et pleines de goût sur les œuvres de Racine , et M. de Châteaubriant , dans le Génie du christianisme , reconnaissent qu'en France les mœurs se sont étrangement dépravées depuis le beau siècle de Louis le Grand. Certains m'ont objecté que la seule différence qui existe à cet égard consiste en ce que la dépravation se montre aujourd'hui plus à découvert , tandis qu'à cette époque elle recherchait l'obscurité ; comme si l'absence de la honte et de la pudeur , et si l'audace dans le crime n'étaient pas le comble de la dépravation et de la perversité ! Au

---

tageux pour l'éducation physique. Il n'a jamais été question de mettre en vigueur l'éducation mâle des beaux jours de la Grèce et de Rome , dont une partie ne serait pas incompatible avec nos mœurs : aussi les hommes ont-ils perdu en force et en robusticité à peu près autant qu'ils ont gagné en esprit, en adresse et en industrie. Mais tout fait espérer que le Héros qui préside aux destinées de la France et de l'Europe fera reprendre faveur à la gymnastique. Déjà elle n'est plus étrangère à l'instruction publique, et les écoles créées ou restaurées par sa majesté offrent la preuve de l'utilité des exercices du corps.

reste , il faut manquer de bonne foi , ou avoir peu approfondi ce sujet , pour contester que du temps de Louis XIV les mœurs fussent généralement plus pures , et la droiture , la probité , la sincérité , la franchise , plus communes qu'aujourd'hui. Les opinions accréditées ont imprimé une sorte de honte à beaucoup d'actions honnêtes , louables et vertueuses ; et c'est ainsi que le respect humain , qui réduisait le vice à se cacher pour éviter l'opprobre, empêche de nos jours la vertu de se montrer. Ah ! nous n'avons que trop acquis les preuves multipliées de la vérité de cette sentence de Caton : « *næ simul pudere quod non* » *opportet cœperit , quod opportet non* » *pudebit* » (Tit.-Liv. , *lex Opp.*).

Qui pourrait douter pareillement que de nos jours, comme on le vit anciennement à Rome (Plin. , *hist. nat.* , *lib.* 33), divers crimes , le vol, par exemple , ne soyent devenus plus communs ? *Quæ fuit illa priscorum vita , qualis innocentia in quá nihil signabatur !* (Plin. , *loc. cit.*) Nos pères n'avaient guère à se précautionner contre

les voleurs ; les portes et les fenêtres
se fermaient plus simplement qu'aujour-
d'hui, où les nombreux exemples de corruption et de perversité ont détruit cette
heureuse confiance qui cimentait les liens
sociaux. N'est-elle pas également bannie
des rapports commerciaux, et peut-on
avoir oublié la droiture et la bonne foi
qui régnaient dans le commerce ?

Il y a des plaisirs par lesquels on peut
sainement juger de la sagesse, de l'innocence et de la modération de l'homme.
Le plus déréglé sait toujours mêler quelque apparence de sérieux dans ses occu-
pations. Mais le loisir, comme l'observe
Pline le jeune, nous montre tels que
nous sommes. Eh bien ! chez les anciens
les délassemens étaient les exercices pénibles, des palestres, des jeux pyrrhiques,
pythiens, du champ de Mars, et autres
semblables. Depuis la renaissance des
lumières, c'est dans les académies de
jeu, dans les conversations lascives,
dans les boudoirs, etc., qu'on en passe
la meilleure partie. Ce n'est pas ainsi
que se formaient les athlètes ! Quelle
différence entre les anciens et leurs der-

niers neveux dans les idées, les inclinations et les sentimens en ce qui regarde l'éducation du corps !

J'ai indiqué ailleurs (mém. sur les causes de la plus grande fréq. des affect. catarrhales, ect., *in*-12) les différentes causes qui ont contribué à rendre plus fréquentes certaines maladies, et montré qu'il s'est opéré une révolution dans les climats et le cours des saisons, comme dans les mœurs et la manière de vivre. A mesure que les arts, les lettres et les sciences ont fait des progrès, et que les trésors des deux Indes se sont répandus en Europe, le goût du commerce et **la** passion des plaisirs se sont de plus en plus emparés de toutes les classes de la société. L'opulence de l'Europe a influé sur toutes les combinaisons humaines ; la soif de l'or a bouleversé toutes les têtes. Les richesses qu'on acquiert paisiblement en cultivant le champ de ses pères n'ont pu suffire aux besoins factices qui pullulent de toutes parts chez les peuples éblouis par l'éclat de l'opulence. Les richesses et les arts ont enfanté des jouissances inconnues et des

raffinemens dans les commodités de la
vie. Les découvertes toujours crois-
santes, les progrès continuels de la navi-
gation et du commerce, les productions
et les superfluités des deux hémisphères
rassemblées dans toutes les villes, les
plaisirs diversifiés à l'infini, enfin, les
principes corrupteurs répandus dans la
société, et les maladies hideuses vomies
par l'Amérique, tout a conspiré contre
la force et la vigueur du tempérament,
tout nous a disposé à certaines infirmités ;
car l'effet de toutes les causes qui agis-
sent sur l'homme est, en dernière analise,
de le fortifier ou de l'affaiblir, et de le
disposer à certaines maladies avec lesquelles sa constitution et son tempérament ont plus de rapport et d'analogie ;
en sorte que les causes occasionelles ne
font communément développer que l'état
morbifique dont le corps recèle le germe
ou la disposition.

Concluons qu'en prenant le contre-
pied de la manière de vivre des anciens,
il n'est pas possible que nous ayons
comme eux une constitution pleine de
vigueur ; et que d'adopter les mœurs qui
les

les ont fait dégénérer, c'est le moyen infaillible d'éprouver leur décadence et d'augmenter l'héritage de faiblesse qu'ils nous ont laissé. Le luxe, la mollesse, la sensualité, la dépravation, enfin *tout ce qui énerve le corps, tout ce qui diminue le ton des fibres, tout ce qui fait naître, développe et augmente la sensibilité des nerfs et de la peau*, a fondu sur notre génération. Ainsi, *les maladies catarrhales, nerveuses, lymphatiques et cutanées; celles qui prennent leur source dans la débilité et la délicatesse de la constitution, l'atonie des organes digestifs, l'excès d'irritabilité, la sensibilité excessive de la superficie du corps*, devaient devenir communes (1). Par la

____

(1) Les maladies devenues plus communes sont, principalement, l'apoplexie, la phthisie, les catarres, les maux de nerfs, les hémorroïdes, les dartres, les fleurs blanches. Les ulcères de l'uterus exercent aussi plus de ravages qu'autrefois. D'après les tableaux de la mortalité de Londres, faits par Heberden et Coventry, il paraît que la paralysie s'est montrée de plus en plus fréquemment dans le cours du dix-huitième siècle (Voyez code de santé, par Sinclair, trad. par Odier).

7

nature de leurs institutions , de leurs
mœurs , de leur manière de vivre , les
anciens devaient être vigoureux et robustes. Celles qui règnent aujourd'hui
ne peuvent donc que produire des résultats opposés. Et comme des hommes
de notre espèce ne sauraient guère en-
gendrer des Hercules ; que leurs enfans
portent en naissant une constitution dé-
licate et peu vigoureuse , et qu'enfin
ceux-ci sont élevés et passent leur vie
d'une manière conforme à celle de leurs
pères , il faut nécessairement que les
générations se dépravent de plus en plus,
jusqu'à ce que les institutions , les mœurs,
la manière de vivre soient plus favorables
à la constitution et au tempérament des
hommes. On sentira d'autant mieux la
légitimité de ces conséquences , qu'on
aura approfondi davantage l'influence du
luxe , de la mollesse et de la sensualité.
En effet, le tempérament , les dispositions morbifiques , et les maladies pro-
duites par ces dernières causes sont
communément héréditaires. Le peuple,
au contraire , réduit à la misère , vivant
dans la malpropreté et dans des lieux

insalubres , est la proie des affections contagieuses , qui , se répandant bientôt par tout , frappent toutes les classes de terreur et de mort , comme pour punir les riches et les grands de la dureté de leur cœur.

FIN.

A TOULOUSE,

De l'Imprimerie de Bellegarrigue , Libraire, section 6 , n.° 114.

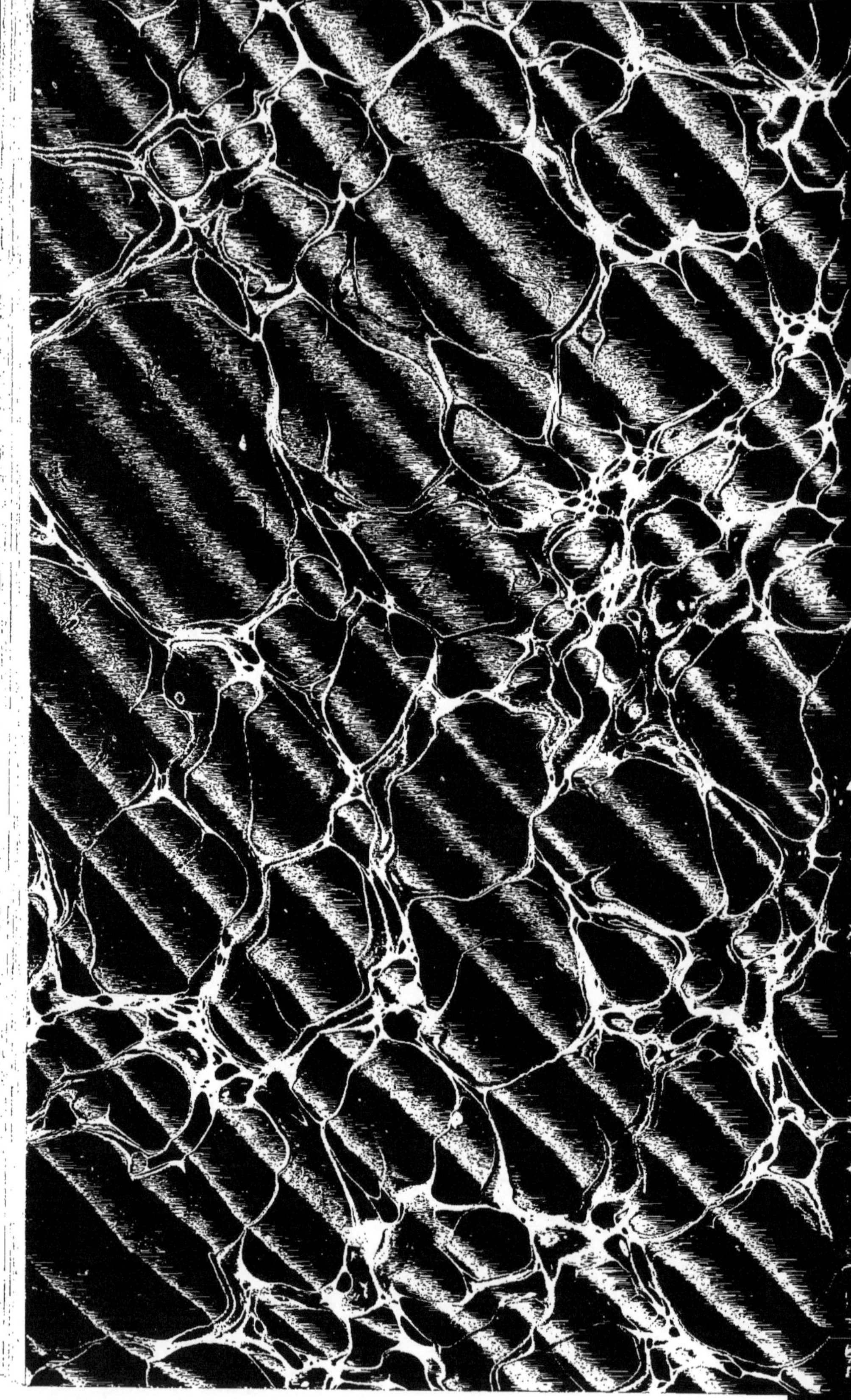

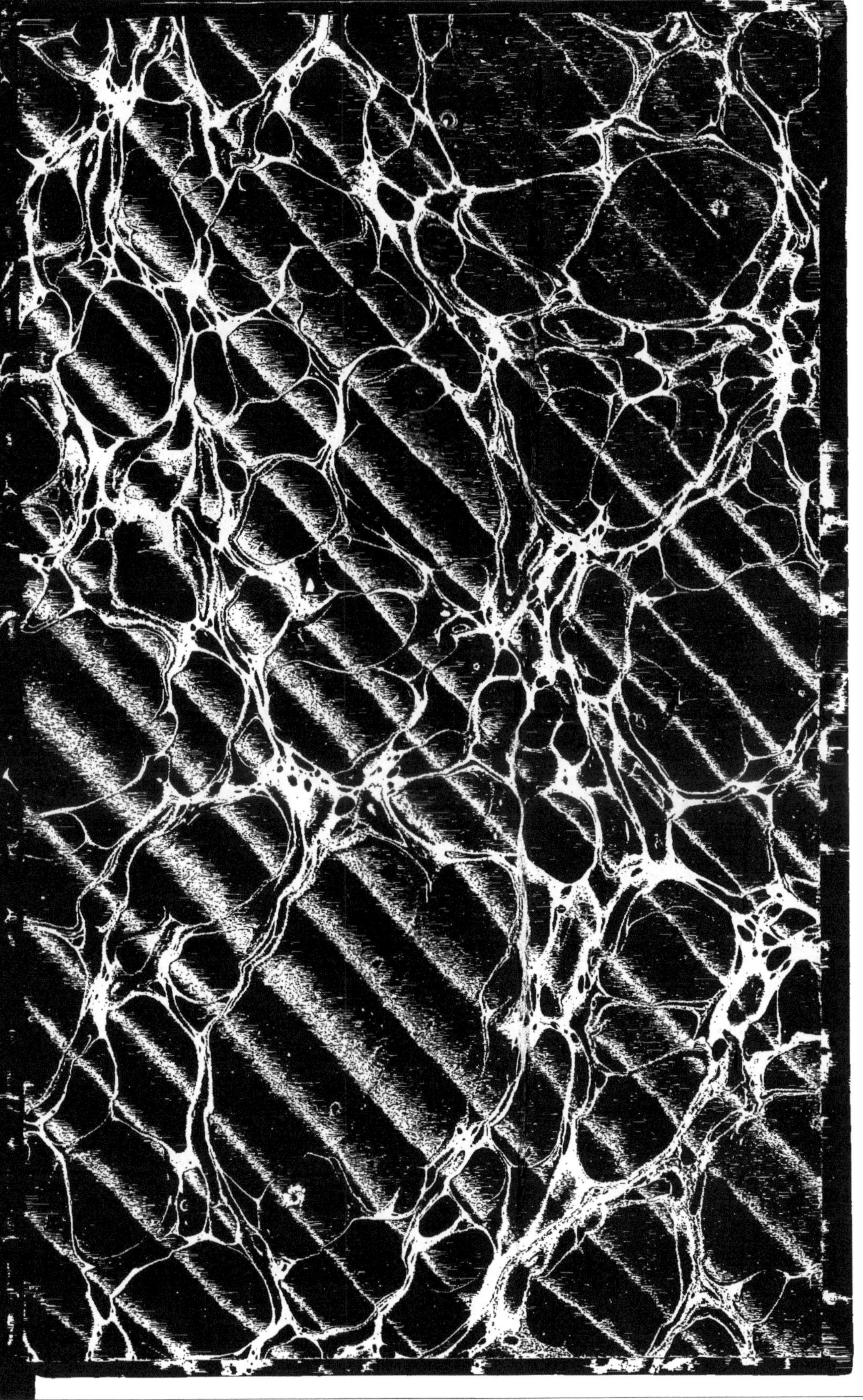